© 2019, Société Française de Relaxation Psychothérapique

Seconde édition, avril 2019.

ISBN: 978-2-322- 093151

Société Française de Relaxation Psychothérapique

La Relaxation: une thérapie de l'espace sensoriel et tonique

Textes édités par Frank Suzzoni

Liste des Contributeurs

Dr. Christophe Peugnet
Pédopsychiatre, Praticien Attaché dans le Pôle Universitaire de Psychiatrie de l'Enfant et de l'Adolescent à Limoges (87) ; Co-Directeur du Diplôme Universitaire de Relaxation Psychothérapique à l'Université de Limoges (France) ; président de la Société Française de Relaxation Psychothérapique (SFRP) ; vice-président de l'Ecole Française du Training Autogène (EFTA) et membre de l'International Comitee of Autogenic Training (ICAT) et de l'International Society of Autogenic Training and Autogenic Therapy and Psychotherapy (I.S.A.T.A.P.).

Dr. Dominique Wintrebert
Psychiatre, psychanalyste, Paris.

M. Gérard Thouraille
Psychothérapeute en relaxation, sophrologue, philosophe, Toulouse.

Dr. Arnaud Delage
Psychiatre, Saint Junien, Président de l'école Française du Training autogène (E.F.T.A.).

Mme Aurore Juillard
Psychomotricienne à l'hôpital d'instruction des armées de Lyon, enseignante, intevenante au DU de relaxation psychothérapique de Limoges, membre de la SFRP, membre de l' EFTA

Mme Emilie Charles
Infirmière, relaxologue, Caen.

Dr. Catherine Hurel-Gillier
Médecin sexologue (exercice libéral), ancien praticien attachée au service de gynécologie du CHRU de Caen, pratiquant la relaxation statico-dynamique.

Dr. Frank Suzzoni
ancien Médecin de famille et Relaxateur (Porto-Vecchio). Conseil en
prévention. Chargé de cours au Diplôme universitaire de Relaxation
psychothérapique (Université de Limoges), Vice-Président de la Société
Française de Relaxation Psychothérapique (S.F.R.P.), Board Member
of the International Society of Autogenic Training and Psychotherapy
(I.S.A.T.A.P., Madrid), Member of the Association for Applied Psy-
chophysiology and Biofeedback (A.A.P.B., Denver), Membro Onora-
rio dell' Unione Nazionale Italiana Tecniche Autogene (U.N.I.T.A.),
Membre titulaire de la Société française de Médecine générale
(S.F.M.G., Paris).

Dr. Walter Orrù
Psychiatre, psychothérapeute, Directeur de la Scuola Superiore di Psi-
coterapia Bionomica di Cagliari (F.O.R.M.I.S.T.), Directeur de l'Italian
Committee for the Study of Autogenic Therapy and Autogenic Training
(I.C.S.A.T.).

Dr. Luciano Palladino
Docteur en psychologie, psychothérapeute, Progetto Divenire,Turin. ,
Directeur scientifique de l' Unione Nazionale Italiana Tecniche Autoge-
ne (U.N.I.T.A.).

Dr. Carmine Grimaldi
Médecin, psychothérapeute, directeur du Centre de psychothérapie
dynamique, Ancona, Italie.

Dr.ssa Maria Dolcetti
Psychothérapeute, Centre de psychothérapie dynamique, Ancona,
Italie.

M. Willem Van Lynden
Psycho-sociologue, thérapeute psycho corporel, Saint Etienne.

Dr. Jean-Christophe Mandon
Psychiatre, Brive la Gaillarde.

Prof. Dr. Luis de Rivera
Professeur de psychiatrie (Montreal, LaLaguna, Madrid), psychothéra-peute, psychanalyste. Président de l' International Society of Autogenic Training and Autogenic Therapy and Psychotherapy (I.S.A.T.A.P.).

Mme Annie Thomasson
Infirmière, Psychohérapeute en relaxation à Limoges; DU relaxation psychothérapique Limoges; formation EMDR Toulouse; DIU sexualité humaine, Bobigny Paris XIII.

Prof. Dr. Philippe Nubukpo
Psychiatre des hôpitaux, Addictologue, Psychothérapeute.
Professeur des Universités, Praticien Hospitalier (PU-PH). Pôle Univer-sitaire d'Addictologie. Centre Hospitalier Esquirol, Limoges (France). Co-Directeur du Diplôme Universitaire de Relaxation Psychothéra-pique à l'Université de Limoges. Secrétaire général de la Société Fran-çaise de Relaxation Psychothérapique (SFRP)

Contenu de cet ouvrage

Ce volume rassemble les communications du 14ème Colloque International de la Société française de Relaxation psychothérapique, tenu les 5 et 6 Octobre 2018 à Paris, 12^{ème}Arr., Centre Ravel.

Comité d'organisation du Colloque :

Madame Aurore Juillard, assistée de :
Mme Sophie Lamauve, Mme Marie Warnery,
Dr. Christophe Peugnet, Prof. Philippe Nubukpo, Dr. Frank Suzzoni.

1. Dans son allocution introductive, le président Peugnet expose que dans un monde de technologies dématérialisantes, la Relaxation détient le pouvoir de réviser les croyances construites par une pensée toujours plus abstraite. Ceci grâce à la modification de l'état de conscience, lui-même amené par la prise en compte du tonus et des sensations. C'est dans cet éclairage, sous lequel peuvent se réincarner les corps fétichisés tandis que la pensée redevient cohérente, que s'ouvrent les travaux du Colloque.

2. Dominique Wintrebert, après une évocation de la biographie du Docteur Henry Wintrebert, son père, qui a inventé la Relaxation de l'enfant, aborde les relations entre sujet et corps à travers les notions d'identité, de Surmoi, d'évolution dans le cadre du transfert. Il évoque finalement la domestication du corps par la société, armé du concept de biopouvoir de M. Foucault. Finalement, Relaxation et Psychanalyse reposent sur le souci de l'autre, dont le corps représente l'engagement dans le monde.

3. Gérard Thouraille développe la question du couple induction-sensation. Les paroles inductrices représentent un vécu sensoriel. Et les sensations nouvelles qui apparaissent occupent la conscience, dans la mise en scène par les mots.

4. Pour Arnaud Delage, le corps en Relaxation échappe à toutes définitions et à toutes limitations; antinomique de la normalisation, affranchi de la mondialisation performante. Sentir et ressentir encore, à la quête des espaces corporels dans le cadre de la relation thérapeutique. Le potentiel psychothérapique de ces parcours s'inscrit dans une démarche qui libère aussi de certains pouvoirs sociétaux exorbitants qu'ont dénoncé philosophes et sociologues.

5. Pour Christophe Peugnet, l'expérience de repères corporels dans le cadre d'une relation thérapeutique fiable offre la possibilité au sujet jeune de réédifier une identité fondée sur la réalité, et non pas sur un échafaudage intellectuel. En rappelant l'inclusion de l'univers corporel dans la réalité, la prise en charge par la Relaxation permet de reconstruire une identité qui était menacée par un cadre fondé exclusivement sur le langage, psychotisant.

6. Aurore Juillard, dans le cadre de cures qui offrent un espace relationnel et temporel au sujet, nous éclaire à travers les prises en charge de militaires victimes de traumatisme. Le corps du militaire et l'unité du militaire sont mis à disposition du Corps militaire et de son Unité. Le statut et le régime des sensations propres du sujet y sont en temps habituel foncièrement altérés. Et lorsque le traumatisme surgit, l'accès au registre de la sensation est d'autant plus limité par une sidération sensorielle...

7. Catherine Hurel et Emilie Charles ont regroupé à travers la prise en charge de malades en cancérologie leurs interventions, qui mettent en œuvre des approches différentes: «soins de support» n'oubliant pas le transfert face à une «clinique naïve», abordée grâce à une formation au Training Autogène et à la méthode Sapir; ou cheminement vers l'intime de dysfonctions sexuelles au prétexte de la maladie, avec la Relaxation statico-dynamique.

8. Frank Suzzoni propose à la discussion des références qui peuvent permettre une identification appropriée des thérapeutiques de Relaxation par la société, dans une époque de perte du discernement entre souffrance morale et bien-être quotidien. La notion de valeur est abordée, ainsi que la question des méthodes d'évaluation, et un historique du terme de «relaxation» aux débuts de l'industrialisation. Il évoque un processus de perlaboration des expériences perceptuelles au

centre de l'effet thérapeutique, menant vers une intégration psychocorporelle.

9. Walter Orrù évoque la question de l'orientation comme fondement, et le syndrome clinique d'insécurité gravitationnelle. Il en applique les résultats au principe bionomique des cercles vitaux qui sont à l'origne d'un élargissement de la conscience. Les images-engrammes de pesanteur et de chaleur sont impliquées dans la constitution du moi corporel depuis le début de la vie fœtale. Dans l'exercice de la pesanteur, le mode sensoriel somatique expose à l'individu une connaissance approfondie de son plan d'orientation existentielle, en lui révélant la signification de ces images symboliques.

10. Luciano Palladino poursuit son élaboration entre état autogène et explicitation. Stabilisation de l'attention et exploration de l'expérience pré-réfléchie, «singulière», forment la base de la prise de conscience de phases précoces de l'expérience. Cette conversion phénoménologique s'apprend et s'entraîne, et s'applique à l'absence de contrôle du training autogène. Faire accéder le sens ressenti à la conscience réfléchie conduit à sentir le corps tel qu'il est. Et à percevoir la réalité sans projeter.

11. Carmine Grimaldi et Maria Dolcetti retracent entre Training autogène, méthode analytique de M. Liebl et représentation visuelle artistique, le cheminement entre sensation psycho-corporelle et conscience de soi. Le «Sentir», première apparition de la conscience, y est mien, personnel, unique, et non reproductible.

12. Willem Van Lynden nous expose, sur le fondement d'une substantielle expérience, la contribution de la sensation à la psychothérapie dans l'eau. C'est à partir du bain dans les sensations éprouvées qu'émergeront en parole des repères enfouis.

13. Jean-Christophe Mandon a observé selon deux perspectives l'épreuve de la douleur. Il pointe l'impact du contexte des prises en charge spécialisées sur l'autonomie du malade. Éclairé par la pratique du Training autogène psychothérapique (T.A.P. de Y. Ranty), il établit une échelle descriptive de l'expérience douloureuse basée sur le niveau de conscience. Cette échelle permet de déterminer la possible mise en jeu d'une pratique autogène pour atténuer le tourment du sujet soumis à la douleur.

14. Luis de Rivera nous expose sous le nom de méditation so-matosensorielle une partie de ses travaux et de sa théorisation, dans la filiation de J.H. Schultz et de W. Luthe, organisant l'acceptation de soi à partir de l'état de passivité propre à l'état autogène. Il rappelle le cadre scientifique, non exotique, des recherches autogènes, et leur vocation médicale et psychothérapique. Nous publions également en supplément un texte du Pr de Rivera dans ce même ouvrage (19).

15. Annie Thomasson nous entraîne à travers l'ineffable vers des contrées peu explorées. Elle laisse s'entrecroiser les verbalisations de ses patients qui nous conduisent depuis la sensation vers les expériences de la gentillesse et de la douceur, formes agissantes de l'expérience de l'Autre, socle du processus de changement.

16. Philippe Nubukpo a étudié l'évolution de la SFRP à travers les évènements de son histoire depuis les dix dernières années. Cela même qui a conduit à revisiter pour ce Colloque la question essentielle de la place de la sensation et du tonus en Relaxation, qui avait déjà été largement évoquée auparavant. Il nous met en garde d'oublier l'impor-tance des états de conscience et du symbole.

17. La communication du Prof. Nubukpo a introduit une Table ronde : « Faut-il renommer la relaxation ? ». Christophe Peugnet argu-mente, sur la base des multiples approches en Relaxation, le fait que la particularisation en identités spécifiques n'engage pas à la fusion en une dénomination unique. Il accorde plus d'importance à la qualité du parcours professionnel de chaque psychothérapeute qui lui permet de mettre en œuvre au mieux les principes des différentes méthodes. Frank Suzzoni rappelle les avancées des études scientifiques sur l'intérocep-tion, justifiant de réfléchir plus avant à sa place dans l'argumentation du bien fondé. Ces études en neurosciences pointent particulièrement vers un processus d'intégration, qui sera peut-être la notion majeure à retenir.

18. Qui dit anniversaire dit bilan, et prospective. Dans son dis-cours de clôture, constatant comment les changements du monde peuvent mettre en péril la continuité du lien avec nos prédécesseurs, le Président Peugnet nous montre que cependant, le corpus théorique éta-bli par nos pratiques, et pour nos pratiques, nous tient à distance des tentations de l'exotisme contemporain. Que la Relaxation est psychothé-

rapique parce qu'elle permet une prise en charge globale de la souffrance du sujet, qu'elle constitue pour celui-ci l'accompagnement d'un travail sur soi dans la réalité corporelle.

19. La question de la sensation est l'un des axes des derniers développements apportés au Training autogène par le Prof. Luis de Rivera, sous l'appellation d'Autogenics 3.0. Nous publions ici en complément de sa communication, avec son accord, une traduction du chapitre 7 de son livre, qui porte sur la méditation somatosensorielle.

Les scènes thérapeutiques reproduites dans cet ouvrage, exposées pour leur intérêt didactique lors du Colloque par les communicants, ont toutes été préalablement anonymisées par leurs auteurs.

L'arrangement des textes français de
Walter ORRÙ,
Luciano PALLADINO,
Carmine GRIMALDI & Maria DOLCETTI,
Luis De RIVERA,
et l'édition de cet ouvrage ont été réalisés par Frank SUZZONI.

Ouverture du Colloque

Dr. Christophe PEUGNET

Chers Collègues,
Chers Participants,

En saluant tout particulièrement nos amis étrangers, qui viennent de loin pour nous retrouver, j'ai le plaisir d'ouvrir cette quatorzième édition du Colloque de la Société française de Relaxation psychothérapique, à l'occasion de l'anniversaire de ses trente années d'existence. Pour rester dans les chiffres, on pourrait dire que l'IFERT, Intergroupe de Formation et d'Etudes en Relaxation Thérapeutique, association fondatrice avec laquelle la SFRP a fusionné en 2010, aurait 33 ans. Et on pourrait ajouter soixante ans pour la première traduction française en 1958 du Training Autogène de Schultz, livre originel de nos pratiques, ou même cent ans si on s'appuie sur ses premiers écrits en Allemagne avec son maître Vogt en 1918.

Le temps passe, et pour revenir à une dimension plus modeste, la relaxation revient de plus en plus à l'ordre du jour, comme en témoignent nos derniers colloques, il y a trois ans à Lyon, « Urgence et Relaxation », en 2011 à Limoges, « Renaissance de la relaxation dans le dispositif des psychothérapies », ou même en 2008, « La relaxation, une psychothérapie d'avenir ». Au fil des ans, le corps est devenu pour l'individu un centre de préoccupation et d'intérêt croissant, mais de plus en plus désincarné, outil au service d'une pensée toujours plus abstraite, ceci en parallèle au développement envahissant des technologies dématérialisantes. Les propositions de prise en compte de cet objet fétichisé foisonnent dans le domaine devenu très commercial du bien-être, mais aussi comme outil thérapeutique à proposer à la consommation du patient dans tous les champs de la santé.

Ceci ne peut que nous interroger sur ce qu'il y a de si essentiel dans l'abord corporel, tout en nous incitant à redéfinir le champ d'action et la spécificité de la relaxation, dans une évolution sociale qui amène de plus en plus à confondre les espaces, dans un mélange des compétences et des pratiques. Pour cela, il faut revenir beaucoup plus loin, avant même le XIVème siècle où la relaxation est entrée dans le champ de la médecine, à plus d'un siècle avant J.-C., avec les mots latins « relaxatio », renvoyant au fait de diminuer la tension, et « sexta » (ou plus tard sieste), qui renvoie à l'association complexe du repos et de la régénération, de l'isolement et de l'ennui tous deux réparateurs, et du plaisir corporel. C'est donc bien notre état corporel qui définit notre santé, y compris dans le registre de la tension psychique. A partir de Descartes, ceci deviendra l'intrication somato-psychique, dans la culture dualiste occidentale. Ainsi, la boucle est bouclée, car en effet la pratique de la relaxation en France a débuté dans les années 50 sous l'égide de la Société Française de Médecine Psychosomatique.

C'est donc cette apparente simplicité de la réalité corporelle qui est au cœur de notre travail. La prise en compte du tonus corporel, des sensations, permettant l'accès à un état modifié de conscience, permettant lui-même cette prise en compte dans un cercle vertueux, et accompagné par les inductions, détermine le corpus pratique de la relaxation. La perception de notre état intérieur et de notre environnement extérieur, dans le concret du présent, au travers de l'état modifié de conscience, permet progressivement de se libérer des croyances construites par la pensée. Lorsque que la modernité et le progrès amènent la parole et la pensée à se détacher de plus en plus des contraintes de la réalité, tendant vers une pensée sociale unique et toute-puissante, la simple verbalisation (y compris dans l'association libre permise par un état modifié de conscience) permet de moins en moins la confrontation à l'incohérence de la pensée ou le retour de la pensée cohérente. Instinctivement, chacun se retourne alors vers son corps à la recherche de cette cohérence.

Les différentes communications de ce colloque vont nous amener à réfléchir sur les modalités de sortie des croyances, en fonction des champs pathologiques abordés. Je laisse maintenant la parole au Docteur Dominique Wintrebert, pédo-psychiatre et psychanalyste, fils de l'un de nos présidents fondateurs, Henry Wintrebert, qui va introduire notre colloque, en développant le chemin inverse, de l'impact de la pensée sur le corps, indispensable à la compréhension de la complexité de notre pratique.

Je remercie profondément Dominique de sa présence et de sa réflexion. Je remercie également Aurore Juillard, qui a pris en charge une seconde fois notre colloque, et tout le comité d'organisation, ainsi que tous les membres du comité de lecture. Je vous souhaite à tous un agréable colloque.

«La domestication du corps»

Dr. Dominique Wintrebert

Résumé

Après un hommage au Dr Henri Wintrebert, membre fondateur et premier président de la SFRP, nous proposerons d' étudier sa conception du corps et les ressorts qui sous-tendent sa méthode de relaxation psychothérapique. Nous le ferons à partir d'un point de vue psychanalytique. Cela nous amènera à dialectiser la relation corps-sujet. Nous montrerons comment avoir un corps est toujours un processus d'appropriation qui rencontre ses limites. Nous mettrons en relief le processus transférentiel com.me élément-clé du processus psychothérapeutique. Nous terminerons notre exposé par un bref point de vue sur l'évolution contemporaine des pratiques de soins et les risques inhérents à certaines tendances actuelles de contrôle et d'évaluation tous azimuts.

Lorsque le Docteur Christophe Peugnet m'a proposé de faire l'ouverture de ce Colloque à une date aussi particulière pour la SFRP, puisque nous fêtons les trente ans de cette association, il m'a doublement honoré. D'abord, en me proposant de rendre hommage au travail et au parcours de mon père, le Dr Henry Wintrebert qui fut le premier président de cette association, ensuite, en pariant que je saurais éveiller votre attention et vous transmettre un bout de savoir à partir de mon propre parcours. C'était un pari d'autant plus risqué qu'il ne me connaissait pas. Je suis très touché par cette marque de confiance.

Henry Wintrebert

Parlons d'abord de mon père. Dernier de six enfants, cinq garçons et une fille, il naît en 1922. Rapidement orphelin d'un père emporté par la tuberculose, il fait ses études chez les jésuites à Tours. Très sportif, il devient champion de France universitaire de saut en hauteur. Surnommé par ses frères « Ernest le rebelle », il en garde pour toujours un trait de personnalité : un anticonformisme qui le tient à distance des conventions sociales. Il a dix-sept ans lorsque la guerre éclate. Nous — ses quatre enfants — sommes fiers de son engagement dans la résistance. Il terminera la Seconde Guerre mondiale avec des décorations de trois armées : la *Croix de guerre* française, la *King's medal of freedom* anglaise et la *Medal of freedom* américaine. Il était passeur, notamment, et sauva la mise de nombreux aviateurs tombés en territoire occupé. Il quitta le maquis du

Vercors peu avant son encerclement, rejoignit celui de Seine et Oise, puis fit la Campagne d'Alsace avec de Lattre de Tassigny. Il ne parlait jamais de cette époque, et nous regrettons beaucoup qu'il n'ait pas eu le temps d'écrire ses mémoires dont nous n'avons trouvé que quelques feuillets manuscrits. S'y trouvent relatés les débuts de son engagement lors de l'occupation par les Allemands de la propriété familiale.

Au lendemain de la guerre, il devient professeur d'éducation physique et entreprend parallèlement des études de médecine. Il va s'intéresser tout naturellement à la médecine du sport et à la physiologie. Il soutient sa thèse sur une méthode originale de relaxation à laquelle son nom restera attaché, et même s'il va continuer longtemps à fréquenter les laboratoires de neurophysiologie, maltraiter quelques chats en leur implantant des électrodes dans le cerveau, travailler sur le sommeil et les mécanismes de la vigilance et soutenir une thèse de biologie humaine, l'orientation psychomotrice devient décisive dans sa vie. Nous avons la trace de ce parcours neurophysiologique dans certains souvenirs d'enfance. Nous étions quatre enfants et quand les disputes entre nous devenaient bruyantes, une de ses manières de nous dire d'arrêter était : « Ne troublez pas mon suc gastrique ! »

Il crée ensuite, avec quelques collègues, le GRASP (groupe de recherche sur l'approche somatique de la personnalité), puis la SFRP (Société française de relaxation psychothérapique). Enfin, au moment où d'autres prennent leur retraite, il s'installera comme psychiatre libéral. Grâce à notre mère qui fut sa secrétaire attitrée, et à l'engagement de deux de ses amis, Yves Ranty et Éliane Casanova, un livre rassemblant une sélection de ses nombreux articles a pu voir le jour après son décès, sobrement intitulé *La relaxation de l'enfant*[1] et publié aux Éditions L'Harmattan.

Un dernier mot : il adorait jouer avec les enfants, et, ma sœur aînée, qui l'aida occasionnellement au cabinet médical, raconte les fous rires qui traversaient la porte de son bureau. Nous avons mesuré l'attachement que lui portaient ses patients par les nombreux témoignages qui nous sont parvenus lors de son décès, et nous savions la place qu'il avait auprès de neveux ou nièces fragiles qui trouvaient auprès de lui un appui.

Le couple sujet / corps

Eh bien, je dois vous l'avouer, il m'a fallu la demande de Christophe pour lire attentivement les travaux de mon père, ce que je n'avais fait jusque-là que très superficiellement. Et j'ai pris plaisir à le lire, trouvant sa méthode très convaincante, particulièrement avec les jeunes en-

---

[1] Wintrebert H., *La relaxation de l'enfant*, Psychologiques, L'Harmattan, Paris, 2003.

fants.

Ce livre, sans le formuler explicitement, part de l'idée qu'entre le corps et ce que nous appelons le sujet, il y a un lien tel que problématiques corporelles et difficultés psychiques sont mystérieusement mêlées. Nous postulerons que le corps est un lieu d'inscription symptomatique des difficultés psychiques, telles ces contractures musculaires involontaires témoignant de tensions émotionnelles et relationnelles, auxquelles mon père fait souvent référence. Et dans ce cas, la méthode de relaxation qu'il a inventée fait merveille.

Mais parfois, cela va bien plus loin que des tensions et des contractures. On assiste à un véritable divorce du sujet avec le corps qui lui est échu. Certains sujets n'acceptent pas leur corps, soit que le sexe donné par la nature ne corresponde pas à l'orientation sexuelle qu'ils ont adoptée, soit que l'apparence physique qui est la leur ne corresponde pas à ce qu'ils en attendaient. Cela s'étage depuis une déception sans conséquence jusqu'à la volonté farouche de transformer la réalité. Il est alors fait appel à la médecine interventionnelle avec le dessein de rectifier ce que la nature a conféré. Prenons un exemple frappant, c'est le cas de le dire : un collègue, très inquiet des problèmes dysmorphophobiques d'un patient, m'avait demandé de le recevoir. Cet homme, ayant la certitude que son nez était de travers, menaçait de le rectifier lui-même avec marteau et tournevis si les chirurgiens refusaient de s'en occuper.

L'être humain doit s'insérer dans un bain langagier qui lui préexiste, et assimiler un corps qui lui est donné et qui est morcelé au départ. Pour le dire en termes psychanalytiques, le sujet comme tel ne doit pas être confondu avec son propre corps, il a un corps, et il nous faut distinguer le sujet, comme être de langage, le corps, imaginaire, et l'organisme comme être de vivant réel. Nous touchons ici à l'éternel débat nature/culture et à leur interpénétration. Depuis Freud, enseigné qu'il fût par les hystériques, nous savons que les mots touchent au corps. Le propre de la structure hystérique est qu'elle peut affecter les fonctions corporelles sans qu'il n'y ait aucune lésion somatique. Quand le bras est paralysé, cela ne correspond à aucun territoire anatomique, mais bien à la représentation symbolique du bras. Mais là, nous sommes encore dans un univers pathologique dont nous pourrions penser pouvoir être exclus. Alors, comment faire valoir ce divorce entre sujet et corps au niveau le plus quotidien, celui d'un sujet lambda. Eh bien, en allant voir du côté de la sexualité. Pour le sexe mâle, l'usage de l'outil a des côtés aléatoires, qui sont un fait expérimenté par la plupart des hommes. Et l'impuissance ne les guette jamais davantage que lorsqu'ils aiment, Freud en a dévoilé les ressorts dans ses « Contributions à la psychologie de la vie amoureuse ».[2] Pour ce qui est du sexe féminin, c'est beaucoup plus facile à dissimuler, mais pas moins évident.

Retenons de ces quelques exemples, qu'on pourrait multiplier, qu'avoir un corps est le fruit d'une appropriation rencontrant toujours sa limite.

La relaxation de l'enfant

Revenons aux travaux de mon père. Il me semble que l'on peut considérer dans un premier abord que son idée est l'inverse de celle propre à la psychanalyse. La psychanalyse, suivant la constatation que les avatars langagiers ont des conséquences sur le corps qui vous est décerné, vise une transformation langagière dont elle attend des effets sur le corps. Elle va par exemple permettre, par le biais des associations du patient, de relier la paralysie de son bras à un contenu sexuel refoulé et d'obtenir ainsi la levée du symptôme. Donc, pour résumer, la psychanalyse part du symbolique pour toucher le corps.

Le trajet proposé par mon père est inverse. Il part du corps et de son maniement pour produire des effets symboliques. Il a l'idée que le corps est « agi »[3] et que l'action de la relaxation permettra de le transformer en « corps sujet »[4]. Le corps porte les stigmates des tensions émotionnelles et relationnelles. On le vérifie par la constatation des contractures et divers symptômes qui affectent le corps. Le but est de « (…) régulariser la tension générale du corps sur le plan somatique (contrôle neuromusculaire) et sur le plan végétatif (contrôle viscéral).[5] » Il s'agit, par induction et suggestion verbale, de déconnecter le corps des stimuli nocifs qui entraînent les différentes dysharmonies. Cela suppose d'abandonner son corps aux mains du thérapeute, de se soumettre aux mouvements passifs. Le terme de passif vise ici ce détachement du sujet vis-à-vis de son corps, manipulé idéalement par le thérapeute sans rencontrer de résistance, dans un abandon total. Pour obtenir cela, il faut venir à bout des résistances du sujet, et, sans que le mot de transfert soit cité, l'obtention de ce consentement passe clairement par la relation thérapeutique appelée « dialogue tonique ». Mon père a d'ailleurs une très haute idée de ce type de pratique, disant par exemple que « La responsabilité du rééducateur est écrasante (…) »[6] et sa formation « ja-

---

[2] Freud S., « Contributions à la psychologie de la vie amoureuse », Notamment : « Sur le plus général des rabaissements de la vie amoureuse »La vie sexuelle, PUF, Paris, 1969, p. 55_65.

[3] Wintrebert H., La relaxation de l'enfant, op. cit., p. 115.

[4] *Ibid.*

[5] *Ibid.*, p. 23.

[6] *Ibid.*, p. 106.

mais terminée »[7]. Et il a ces mots formidables : « La relaxation est le contraire des méthodes qui attirent l'attention sur le symptôme et imposent un dressage du sujet par le jeu des stimulations et des inhibitions. »[8]

À lire les travaux de mon père, on voit clairement qu'il s'agit, à partir de la périphérie, d'agir sur le central. Et, bien avant la lettre, il faisait des études pour évaluer et valider ce mode d'intervention. Il est remarquable que le score de verbalisation des enfants pris en charge passe de 5 à 33 %, alors que celui de la population d'enfants témoins est de 24 %. Cette remarquable amélioration de la verbalisation qui en vient à dépasser le score des enfants supposés normaux traduit l'effet sujet qu'opère cette « psychothérapie des tripes »[9], terme utilisé pour parler de la relaxation et repris par mon père dans son livre. Il a à ce propos cette phrase plus philosophique : « Le corps exprime la façon dont l'être est engagé dans le monde. »[10]

Déconnexion / Reconnexion

La relaxation, telle que la conçoit mon père, entend donc obtenir une nouvelle relation au corps qui passe par plusieurs étapes. C'est d'abord la prise de conscience des tensions et des résistances. S'ensuit un travail de déconnexion de ces tensions et résistances qui implique l'abandon de la commande sur le corps[11]. Ce gain obtenu, la reconfiguration d'une nouvelle attitude posturale, va permettre de « (…) recevoir et goûter la sensation telle qu'elle est, en dehors de toute contrainte intérieure et extérieure. »[12]

Et c'est là que je modulerai les élaborations de mon père, car il me semble qu'au moins trois aspects de sa pratique pourraient être développés.

Tout d'abord, l'étape de déconnexion des tensions et résistances est aussi une étape de déconnexion du monde extérieur. Faire coupure avec le monde extérieur peut sembler facile, il suffit de baisser l'intensité des diverses stimulations sensorielles en s'en abritant. Mais, de l'influence de ce monde extérieur, il est une part qui nous poursuit et avec laquelle nous avons le plus grand mal à faire coupure : c'est celle que nous avons incorporée. D'être au plus intime de notre existence, cette part nous accompagne partout. Freud l'a appelée le Surmoi. Et il est probable que

---

[7] *Ibid.*
[8] *Ibid.*, p. 159.
[9] *Ibid.*, p. 154.
[10] *Ibid.*
[11] *Ibid.*, p. 190.
[12] *Ibid.*

la plupart des tensions que nous éprouvons dans la vie quotidienne ne sont pas sans lien avec cette intériorisation de commandements hérités de l'Œdipe, parfois absurdes, et qui nourrissent nos pulsions. Le corps « agi » l'est pour une part en raison de ces commandements introjectés, et la relaxation paraît jouer là une partition qui consiste à assouplir ce surmoi.

Ensuite, je considère que la remarquable évolution de la verbalisation des enfants suivis en relaxation dévoile la possibilité donnée à ces enfants, mis en confiance par la détente obtenue, de pouvoir parler de ce qui fait leurs difficultés. Le simple fait de pouvoir confier ses tourments a une valeur cathartique. La formulation très générale que mon père utilise − « la relaxation permet le passage de la sensation à la représentation »[13] − pourrait être précisée comme suit : je conjecture que le symptôme corporel des patients de mon père était une façon de parler avec leur corps et que la relaxation permet que ça se dise autrement.

Enfin, il est probable que la nouvelle attitude posturale de ses patients − qui témoigne avec cette stature retrouvée d'une façon nouvelle de faire face à leur existence −, découle pour partie du lien transférentiel, appui majeur de tout travail d'élaboration subjective.

L'appropriation du corps

Il faut encore distinguer l'organisme et le corps. Le registre du corps est celui de l'avoir. Les psychoses infantiles et les schizophrènes restés ou retournés au stade que Mélanie Klein appelait schizo-paranoïde nous démontrent qu'il n'est pas donné à tous d'avoir un corps. Il faut pour cela certaines conditions qui ont amené Lacan à dire que le corps nous est décerné par le langage. Les transsexuels sont un autre paradigme du fait que votre sexe ne dépend pas de l'anatomie : vous avez conscience d'être de tel ou tel sexe selon la façon dont vous vous êtes identifiés, selon la façon dont masculinité et féminité vous ont été transmises, selon la façon dont vous avez rencontré la castration maternelle ainsi que le développe un livre récent[14] publié à partir des travaux d'un séminaire que je co-anime.

Ce corps est en même temps le réservoir des pulsions et l'instrument de la jouissance. Et l'enfant doit apprendre à dominer son goût pour mordre, son plaisir à jouer avec ses excréments, ses désirs incestueux et ses envies de meurtre pour ne citer que quelques exemples. Civiliser la pulsion est la principale fonction de l'éducation que Freud rangeait au rang des trois métiers impossibles, ce dont il donne la raison dans ce livre

---

[13] *Ibid.*, p. 205.

[14] Wintrebert D., Haberberg G., Leclerc-Razavet É., *Rencontres avec la castration maternelle*, L'Harmattan, Paris, 2017.

magnifique qui s'appelle *Malaise dans la civilisation*[15] en montrant comment la civilisation, en interdisant la satisfaction pulsionnelle nourrit la force de la pulsion qu'elle est censée combattre, créant un cercle vicieux.

Et au fond, la relaxation, comme la psychanalyse, s'intéresse à ce qui a résisté chez le sujet à cette entreprise de civilisation et qui a pris des allures de symptôme, de désordre. Mais ici, une distinction pourrait apparaître. La relaxation, même si elle ne cherche pas à dresser le sujet, vise à supprimer les traces corporelles de cette résistance à l'entreprise de civilisation. La psychanalyse, elle, considère que le symptôme a une fonction dans l'économie subjective d'un sujet, qu'il est même ce qui fait sa singularité, et que même lorsque le sujet en souffre, voire s'en plaint, d'une façon plus inconsciente, plus secrète, il en tire du plaisir. Lacan a inventé un terme pour dire ce plaisir se présentant sous le masque de la souffrance : la jouissance. La psychanalyse n'a pas pour but d'éradiquer le symptôme mais d'en déchiffrer les ressorts symboliques et d'en dévoiler les satisfactions inconscientes. Elle vise ainsi à permettre au sujet d'acquérir une sorte de savoir-faire avec ce qui chez lui a résisté à la domestication pour former sa manière d'être.

Le biopouvoir

Essayons maintenant d'attraper cette gageure de la domestication du corps au niveau de la société. Ce que Foucault a appelé le « biopouvoir »[16], soit les techniques spécifiques du pouvoir s'exerçant sur les corps individuels et la vie des populations, est le prolongement à l'échelle macrosociale de cette entreprise de domestication du corps. Foucault date de la fin du XVIIIe siècle, un déplacement des modes de gouverner qui va substituer à la direction des âmes exercée jusque-là par le pouvoir religieux un gouvernement des corps conduit par le pouvoir laïc avec la double intention de contrôler les populations et de discipliner les individus.

Michel Foucault porte sa réflexion sur le châtiment. Les Lumières veulent mettre fin aux supplices et à l'échafaud et « punir autrement »[17]. Le châtiment devra être mesuré et humain. On construit en grand nombre des prisons et des asiles au XIXe siècle en même temps qu'on met au point « (…) un ensemble de procédures pour quadriller, contrôler, mesurer, dresser les individus, les rendre à la fois "dociles et utiles". »[18] Avec Bentham, l'utilitarisme s'installe dans l'éthique. Le criminel n'est plus soustrait au regard de la société dans un cachot, mais placé sous le re-

---

[15] Freud S., *Malaise dans la civilisation* (1929), PUF, Paris, 1971.

[16] Foucault M., *La volonté de savoir*, NRF

[17] Foucault M., *Surveiller et punir*, NRF, Gallimard, Paris, 1975, p. 75.

[18] *Ibid.*, Quatrième de couverture.

gard permanent du *panopticon*, un dispositif de cellules où le prisonnier ne peut échapper au regard du surveillant. Eh bien, cette prison modèle imaginée par Bentham, nous y sommes. Un article du journal *Le Monde*[19] de 2009 faisait état qu'un Anglais était filmé 300 fois par jour. La Chine va plus loin[20]. Comptant disposer de 400 millions de caméras d'ici trois ans en plus des 170 millions déjà installées, elle a déjà mis en place la reconnaissance faciale. Et on affiche sur des écrans les visages et les noms de ceux qui commettent des infractions. Nous sommes à l'époque du *panopticon* généralisé. Et nous trouvons le reflet de cette omni-voyance du pouvoir dans le champ de la santé.

Souvenez-vous du mouvement « Pas de zéro de conduite pour les enfants de trois ans » qui s'opposait à une tournure folle de la médecine prédictive qui imaginait pouvoir prédire la délinquance future des quasi-nourrissons. Une idée voisine parcourt le champ de la psychiatrie : l'idée de traiter avant l'heure les futurs schizophrènes. Dans chacun de ces exemples, il s'agit de rendre le sujet conforme à ce qui est attendu par le corps social et la norme qu'il véhicule. Sur fond d'hygiénisme, la « discipline des corps », chère à Foucault, trouve à s'étendre chaque jour, faisant chaque fois davantage fond sur un dressage du sujet au nom d'une normativité critiquée de longue date par Georges Canguilhem[21], dressage contre lequel mon père s'opposait avec vigueur.

Le terme de « biopolitique », devenu un *leitmotiv* du discours anthropologique sur le monde contemporain, s'est imposé pour parler de ces luttes qui résistent à cette normativité promue par les discours d'experts, les statistiques sur les populations, les normes médicales. La folie évaluative moderne et l'application au champ sanitaire de la logique industrielle de la qualité participent au contrôle généralisé. L'univers de la norme, quittant les populations cibles, s'étend aux soignants et gagne l'ensemble du champ social.

Et aujourd'hui, une personne déprimée au point de se défenestrer peut être suivie trois ans dans différentes cliniques de psychiatrie et services universitaires, y étant hospitalisée de façon continue, subissant toutes sortes de traitements variés allant jusqu'aux magnéto et sismothérapies, sans que personne ne se soit suffisamment intéressé à elle pour qu'elle puisse exprimer ce qui l'a poussée à commettre un tel acte. Il a fallu qu'elle se lacère le ventre avec un couteau pour qu'on l'hospitalise d'office dans le service dont j'avais la charge. J'ai obtenu au deuxième

---

[19] http://abonnes.lemonde.fr/europe/article/2009/11/12/chaque-jour-un-britannique-est-filme-300-fois-en-moyenne_1266225_3214.html
[20] http://abonnes.lemonde.fr/big-browser/article/2017/12/11/en-chine-est-il-possible-d-echapper-a-la-videosurveillance_5228075_4832693.html
[21] Canguilhem G., *Le normal et le pathologique*, Quadrige, PUF, Paris, 1966.

2 - «La domestication du corps»

entretien qu'elle me confie ce dont elle n'avait jamais parlé à personne jusque-là. Pourtant, nul doute, la « qualité » était partout irréprochable, les échelles cotant la dépression remplies, les traitements médicamenteux ou autres parfaitement ciblés. On avait juste oublié de s'intéresser vraiment à elle.

Certains psychiatres voudraient que la psychiatrie devienne une spécialité comme une autre, voire prônent un retour à la neuropsychiatrie. Parmi eux, certains considèrent que ce sont aux médicaments de faire le travail et que le mental relève du bon dosage d'hormones cérébrales et non de l'être au monde, que la maladie mentale relève du cerveau et non de l'esprit. La psychiatrie est aujourd'hui plurielle. Le regretté Georges Lantéri-Laura faisait remarquer qu'il n'y avait plus de paradigme unitaire organisant son champ. Je considère, pour ma part, que la psychiatrie n'est comparable à aucune autre spécialité médicale. Elle est la branche de la médecine qui devrait permettre que la médecine reste un art. Cela passe nécessairement par le souci de l'autre, par la parole et par le bien-dire. Relaxation et psychanalyse s'y retrouvent dans leur visée de soulager le corps de ses fardeaux.

Mon père le disait quand il soulignait que le corps représente la façon dont l'être est engagé dans le monde.

Induction et Sensation : la Relaxation, une approche psychocorporelle basée sur l'induction

M. Gérard Thouraille

Résumé

Le couple induction-sensation constitue une assise fondamentale de la relaxation. Il s'inscrit dans le cadre intersubjectif d'une relation d'aide. Résultat d'un processus neurophysiologique complexe, la sensation est en elle-même l'expérience vécue d'un sujet. Le plus souvent verbale mais pas toujours l'induction déclenche des modifications dans un champ psycho-sensoriel qu'elle élargit. Ces modifications ne sont pas les épiphénomènes de mécanismes organiques. Plus largement elles dévoilent des rouages profonds du sujet humain. Loin de toute banalisation pratique et/ou théorique, le couple induction-sensation doit être pensé en termes de vécu psychosomatique, de conscience et de relation à autrui. La relaxation travaille avec, par et sur cette dynamique intense.

Mots clés : *Sensation, induction, parole, conscience, sujet.*

Le titre résumant la thématique générale de ce colloque anniversaire peut assurément faire consensus auprès des relaxateurs. Comment contester que la relaxation soit une psychothérapie dans l'espace de la sensation et du tonus corporel ? Légitimement on pourrait aussi inverser les termes et avancer que la sensation et le tonus se situent eux aussi dans l'espace de la relaxation. La communication qui suit se propose d'examiner plus particulièrement le couple formé par la sensation et l'induction. Ce couple éminemment fonctionnel constitue l'une des bases de toute approche relaxante. Comprenons ici le mot « base » au sens originel de fondement, de support, d'assise. Malgré un usage facile et répandu, ce qui est basique n'est pas ce qui est sommaire, rudimentaire ou simpliste mais, étymologiquement et sémantiquement, ce qui est fondamental. Or l'ensemble induction-sensation représente pour les thérapies de relaxation une assise aussi fondamentale que le tonus musculaire.

Mais, tandis que le tonus est d'abord une notion physique et neurophysiologique qui renvoie aux concepts quantitatifs de tension, d'étirement et d'élasticité c'est-à-dire au domaine objectif de l'excitabilité neuromusculaire — y compris ses représentations mathématiques graphiques — le couple induction-sensation désigne d'emblée une réalité moins objectivable, peu ou pas quantifiable au sens premier du terme et foncièrement relationnelle. En effet l'induction, le fait d'induire, implique nécessairement un sujet et même deux sujets, celui qui induit et celui pour qui on induit : chacun avec ce qui constitue un sujet à savoir sa conscience, sa volonté, ses perceptions, ses agirs, son histoire propre, son organisation psychique. Pareillement la sensation, le fait de sentir, suppose quelqu'un qui sent, perçoit et prend conscience de sa perception. De plus, dans le cadre de la séance ou de la cure, un cadre duel ou pluriel en cas de séances collectives mais il s'agit alors de plusieurs relations duelles, il s'installe et s'établit relation d'aide entre individus. Celui qui induit n'est pas celui qui ressent en bout d'induction. Le rappel de ces données basiques, évidentes, ouvre clairement des portes déjà ouvertes. Mais, comme auraient pu le formuler P. Dac ou R. Devos (deux authentiques penseurs) il vaut quelquefois mieux passer par des portes ouvertes que de se cogner dans des portes fermées… Bref et au total, en thérapie de relaxation l'induction et la sensation s'étayent chacune et toutes deux ensemble sur les notions (et les réalités) d'individu conscient et de relation intersubjective.

Arrêtons-nous un instant sur les mots eux-mêmes. Et, d'une manière générale, ne nous contentons pas d'en comprendre les significations courantes de l'ordre du dictionnaire. Sachons aussi entendre les mots, en saisir la densité et accueillir leur sens profond. Suivons le conseil du psychiatre phénoménologue L. Binswanger pour qui la langue est vitale et nourricière, comme l'air que nous respirons, et aussi fondamentale que le sol sur lequel nous marchons. D'où notamment l'intérêt de l'étymologie pour mieux intégrer le sens et la portée des mots que nous utilisons. Elle n'est guère à la mode aujourd'hui et c'est dommage entre autres dans le domaine des thérapies par la parole. Je me rappelle avec quelque émotion une splendide intervention d'Yves Ranty lors d'un après-midi de Necker. Consacrée aux métamorphoses corporelles en relaxation, elle était pleine de références étymologiques et mythologiques, pleine de termes latins et grecs, pleine de poésie. L'exposé enchanta le lieu et le moment. Mais la plus enchantée fut sans doute la relaxation elle-même, cette approche qui repose aussi sur les mots et sur leur éclat.

Le nom latin sensus, d'où provient « sensation » désigne conjointement l'action de percevoir, l'action d'apercevoir et l'action de penser. Il signifie à la fois les données sensorielles, l'acte de conscience du sujet qui perçoit et la compréhension. Au passage observons que le mot « sens » nomme et l'organe sensoriel et la signification intellectuelle. Aujourd'hui on perd grandement de vue cette unité, cette entièreté, du sentir. Sous l'effet sans doute d'une pensée opératoire dominante on conçoit ordinairement la sensation comme le simple résultat de processus neurophysiologiques (réception d'informations avec naissance d'influx nerveux dans des récepteurs, puis transmission de ces informations le long de voies afférentes, enfin une construction corticale). Fort de ce savoir organiciste et neuroscientifique on oublie volontiers et souvent de manière implicite que la sensation est aussi et d'abord un vécu de conscience, une expérience existentielle, une manière d'être du sujet. Aussi étoffée soit-elle, la détermination et la systématisation scientifiques des assises neuronales objectives de la sensation n'a de sens que rapportée à la sensation en elle-même c'est-à-dire rapportée au phénomène vécu du sentir. L'intérêt et la valeur des pratiques de relaxation ne consistent-ils pas à (re)connecter le sujet à ses propres paysages sensoriels ?

Venons-en à la notion d'induction. Issu du latin in-ducere (accompagner vers, conduire à) le verbe « induire » signifie déclencher un processus. Lors d'un travail antérieur sur la relaxation j'ai proposé cette définition de l'induction : une opération, le plus souvent à point de départ verbal, consistant à déclencher des modifications dans le champ psychosensoriel du relaxant. La parole, ou éventuellement le toucher, du relaxateur entraîne des changements toujours singuliers car ressentis par une personne dans l'intimité de sa vie de conscience (et même s'il s'agit d'une séance collective). En fait le relaxateur ne crée pas, ne fabrique pas, ne produit pas au sens transitif. Il déclenche, il initie, il ouvre le champ du possible. Il accompagne. Là réside l'essence même d'une relation d'aide.

En configuration de relaxation l'induction et la sensation s'impliquent l'une l'autre. Ipso facto l'écoute par le relaxant des paroles inductrices représente pour lui un vécu sensoriel. De plus les sensations nouvelles qui interviennent en fonction des thèmes abordés occupent le champ de sa conscience. Quant aux paroles mêmes, elles lui présentent un certain vécu mis en mots et mis en scène. Qu'il s'agisse de réchauffement, d'alourdissement, de baisse du niveau de vigilance ou encore de la visualisation d'une image mentale, c'est une perception qui se dévoile et un donné sensoriel qui s'affiche. Les métamorphoses psychocorporelles évoquées par Yves Ranty sont des indices directs, des sortes de stigmates positifs, du processus d'induction. Celui-ci n'a rien d'une abstraction théorique hors sol. Le sol est ici la totalité psychosomatique du sujet. Cette globalité indivise se trouve au cœur du mot « individu ». Une nouvelle fois remercions le langage et sa clairvoyance.

L'entièreté psychosomatique de l'être humain se donne clairement à voir en Training autogène — qui, rappelons-le, fut historiquement et thématiquement la méthode mère des techniques modernes de relaxation psychogène. Ses formules inductrices concernent un champ psychocorporel vaste et global. Comme Schultz n'a pas cessé de le rappeler, il ne s'agit pas de se polariser sur un but à atteindre (une sensation précise et localisée du corps). Il s'agit de se concentrer passivement, sans tension, sur une idée (un paysage mental). Durand de Bousingen, qui fut l'introducteur du Training en France, le traducteur du livre de Schultz et le grand formateur en Training des années 1970-1980, nous rappelait sans cesse dans ses cours qu'en Training l'induction n'est pas stricto sensu une induction à la sensation mais une induction à la formule langagière et mentale qui désigne la sensation. La richesse et l'originalité de la méthode consistent justement à aller vers la sensation corporelle via la représentation mentale.

Toutes les personnes ne ressentent pas les perceptions décrites par le relaxateur. Certaines se montrent indifférentes et imperméables. Aucune modification sensorielle n'a lieu. Il n'y a pas induction. Ce cas de figure relève de la statistique et ne concerne pas le présent exposé qui s'intéresse au processus d'induction, à sa présence et non à son absence. Ce point étant précisé, une question se pose. Comment approcher le phénomène d'induction ? Comment en rendre compte ? Comment le comprendre en termes de sujet, de sensation, de parole, de corporéité, de conscience et de relation à autrui ?

Tout se passe comme si les paroles prononcées s'inséraient dans le propre vécu psychocorporel du relaxant et symétriquement tout se passe comme si ce propre vécu psychocorporel du relaxant se verbalisait. Prenons l'exemple courant d'une induction au réchauffement des mains quelle que soit la forme précise du discours inducteur (formule de type schultzien à la première personne ou paroles du genre « vos mains sont chaudes… agréablement chaudes… de plus en plus chaudes… tout à fait chaudes »). L'induction opérant, le sujet ressent la chaleur. Le réchauffement qu'il éprouve n'est pas vraiment séparable de son écoute des paroles prononcées dont il intègre la signification et qui viennent désormais dans son champ mental. En somme son ressenti du réchauffement est indissolublement lié aux paroles sur ce réchauffement. Autrement dit l'expérience sensorielle qu'il vit est aussi une expérience du discours sur l'expérience. Ses mains en train de se réchauffer ne sont pas seulement faites de peau, de muscles, de filets nerveux, de vaisseaux sanguins, d'articulations et d'os. Elles sont aussi des mains mises en mots, des mains enrobées de paroles, des mains langagières et verbalisées. Et c'est la parole d'un autre qui éclaire ces mains-là. Elles sont donc des mains langagières et relationnelles. Se retrouve ici l'unité foncière du sujet humain, son unité de chair et de représentation, son unité de chair et d'âme (âme au sens non-dualiste du terme).

On peut prendre d'autres exemples : inductions à la lourdeur ou à la baisse du niveau de vigilance (« votre mental descend vers le bord du sommeil » comme souvent dit en sophrologie) ou d'autres encore. À chaque fois le même constat s'impose. Le signifiant verbal langagier et parolier énoncé par le relaxateur et le signifié psychocorporel vécu par le relaxant se rencontrent et s'entremêlent.

L'analyse développée, ou plutôt esquissée, ici se veut phénoménologique car elle se place au plus près du phénomène observé et décrit : une relaxation en relation d'aide. L'induction se situe à la fois au centre et à la base de ce dispositif, au centre et à la base de la médiation corporelle. Au centre puisque les modifications psychosensorielles induites occupent largement le champ de conscience et le vécu du sujet. A la base puisque la thérapie de relaxation n'a pas de sens sans induction et tout s'écroule tel un édifice privé de fondations. Voilà pourquoi il paraît important de ne pas méconnaître l'induction et de ne pas réduire sa portée. Ce qui arrive assez souvent. On la regarde alors comme un simple procédé technique, comme un levier méthodologique, comme une sorte de starter sur lequel on appuie. Au contraire ne banalisons pas l'induction. Entendons sa résonance. Prenons conscience de son ampleur et de toute sa mesure dans l'espace des sensations, des vécus individuels et des relations à autrui. Ne noyons pas son sens profond et puissant dans une routine professionnelle. L'artisan fabrique des objets. Le jardinier fait pousser des fleurs et des légumes. Le commerçant vend des produits. L'informaticien élabore des programmes. « Le relaxateur, lui, induit des sensations et voilà tout » pourraient penser certains loin de tout questionnement et de tout étonnement... Pourtant le phénomène d'induction nous interroge. Après presque quarante ans de pratique et de réflexion, d'abord en libéral puis à l'hôpital avec notamment des malades cancéreux et aujourd'hui en contexte didactique, je suis toujours autant interpellé et étonné par l'induction, par le fait qu'il y a induction. Comment la parole de l'un peut-elle modifier le vécu et la chair d'un autre qui l'entend ? Comment des mots, c'est-à-dire des éléments du système symbolique qu'est le langage, des mots et des significations exprimés par quelqu'un peuvent-ils s'insérer dans le champ psychosomatique d'une autre personne et éclairer son horizon ?

Très conformes à l'esprit de l'époque, des études physiologiques nombreuses expliqueraient les choses. Le relaxant ressent de la chaleur parce que ses vaisseaux sanguins se dilatent et de la lourdeur parce que son tonus musculaire diminue. Son niveau de vigilance baisse et son état de conscience change parce que la réticulaire inhibitrice envoie vers le cortex cérébral des influx nerveux qui le ralentissent et parce que des médiateurs chimiques modifient son activité. Ces données scientifiques sont rigoureusement exactes mais les parce que n'ont pas de sens. À l'écart de toute vraie logique on transforme des corrélations psycho-physiques en causalité physico-psychique. Or ces études ne font que montrer et recenser les assises structurelles et fonctionnelles de processus psychologiques existentiels. Elles n'en donnent pas et n'en donneront jamais ni la compréhension ni le sens. D'une manière générale ne considérons pas les vécus qui peuplent nos pratiques comme les épiphénomènes de mécanismes bio-physiologiques. Ne les regardons pas d'abord à l'aune des données neuroscientifiques : données envers lesquelles je ne nourris aucun ostracisme et qui m'intéressent beaucoup depuis cinquante ans mais auxquelles on fait dire aujourd'hui ce qu'elles ne disent pas et ne peuvent pas dire. Prenons plutôt ces vécus pour ce qu'ils sont par eux-mêmes et en eux-mêmes. Accueillons-les tels qu'ils se montrent et tels qu'ils se donnent. Et, suivant l'expression de Paul Valéry, sachons nous ajouter à eux.

Une maxime orientale millénaire va terminer l'exposé. « Quand le doigt montre la lune, l'imbécile regarde le doigt ». En reprenant les termes de métaphore, on dira que notre honneur de praticiens en médiation psychocorporelle consiste sans doute à ne jamais perdre de vue le spectacle éclatant de la lune qui, ne l'oublions pas, éclaire aussi le doigt et même la main tout entière.

Un seul être vous manque…

Dr. Arnaud Delage

Résumé

 L'homme moderne vit dans une double complaisance: celle de croire en son immortalité (ou à sa jeunesse éternelle) : chirurgie esthétique, modifications géniques, activités physiques extrêmes, et celle de vouloir accéder à un épanouissement personnel sans limites : illusion d'une sensorialité décuplée, magnifiée (réalité virtuelle et augmentée). Dans ce jeu de dupe, par la marchandisation de son corps, il ferme ainsi toute voie à son intériorité essentielle. Et ceci dessine un nouveau dualisme, qui n'oppose plus le corps à l'esprit, mais bien le corps au sujet lui-même (David Le Breton). La relaxation psychothérapique, comme puissant agent d'individuation, permet au sujet de retrouver les voies de la sensation et de la plongée dans son miroir interne. La répétition de la concentration sur les états du corps propre, et notamment sur le corps réel, va de nouveau le lier à cet engagement nourricier, le faire accéder à ce qui le fonde intrinsèquement, à commencer par ses sens. Les écueils sont nombreux, et parfois la seule option possible, pour se sentir exister, peut-être d'éprouver la douleur. Nous suivrons le cheminement de patient(s) dans cette quête de soi. La vie, l'essence de l'homme, implique une finitude et celle-ci s'inscrit dans les aléas des sensations.

Mots clés : Relaxation psychothérapique, sensations, dualisme.

 Les modifications induites par la naissance des technologies modernes, en médecine, en sciences, ont dessiné une ligne de fracture dans la perception du corps. Il apparaît comme une matière première, une quantité négligeable, évolutif car imparfait de nature, destiné à être amélioré sans cesse. Mais le siècle a vu naitre une autre révolution qui heurte encore plus insidieusement notre représentation du corps : les utopies du virtuel (ou plutôt d'une certaine forme de pensée du virtuel). Nul besoin de contact pour échanger nos vies, nos sentiments, et pourquoi pas notre sexualité, puisque dans l'univers que propose internet, les réseaux sociaux, l'identité change au gré de nos envies. Elle n'est plus soutenue par le corps mais par notre exigence de maîtrise et de toute puissance. À travers une vignette clinique et en m'inspirant d'une lecture, « l'Adieu au corps » du sociologue et anthropologue David Le Breton, j'ai choisi d'envisager la relaxation, non pour montrer les bénéfices thérapeutiques de cet abord corporel, qui sont indéniables, mais plutôt mettre en lumière ses propriétés révélatrices des représentations du corps dans la société actuelle.

Atypique, voilà ce qui caractérise la rencontre avec ce patient dès le premier regard. Seul dans la salle d'attente, il est adossé, debout, à un des deux murs disponibles de la pièce, un livre entre les mains. Grand longiligne et famélique, les cheveux dépeignés, bref une allure adolescente mais c'est un homme de plus de trente ans que j'ai devant moi. Il m'est adressé par son médecin traitant pour avis. Je cite :

« long dossier de douleurs au bas ventre et sexuelles -genre système élaboré de projections-. Dans un premier temps j'ai adressé au centre antidouleur du CHU: compliqué et relativement inefficace. Je pense que l'affaire est plutôt de l'ordre du relationnel : papa/ maman/ beau-père depuis 33 ans. Il va vous dire tout cela très bien. Ps: ci-joint le courrier du cardiologue car je lui fais monter sa fréquence cardiaque à 120 dès que je m'approche de lui »

Au-delà des éléments de langage qui pourraient faire l'objet d'une éclairante analyse, ce qui est saisissant, c'est la profonde désincarnation du sujet, dans le courrier de ce médecin de famille. Même s'il évoque déjà un problème relationnel.

Désincarnation et hypermédicalisation, puisque est joint également un dossier qu'il apporte au premier entretien, et qui contient les innombrables consultations et examens complémentaires des deux dernières années. Tous normaux.

Successivement, les diagnostics tombent : névralgie du nerf pudendal (ou syndrome du canal d'Alcock), douleur du plexus sacré, fibromyalgie, syndrome du côlon irritable, syndrome de Raynaud, sciatalgie intermittente, cystite interstitielle…

Ce patient, que je prénommerai Thomas, viendra consulter, après avoir pris la ferme intention de ne pas passer le dernier examen qu'on lui a recommandé, au nom barbare de cystoscopie avec hydrodistension. Il a également décidé d'interrompre le traitement par Laroxyl qui lui avait été prescrit.

Thomas a vécu dans un trio constitué par la mère, le père et le beau-père. En effet, peu après sa naissance, sa mère rencontre un autre homme. Le père, lui, est « hébergé ». Après dix ans de vie commune à Lyon, ses parents se séparent, la mère part s'installer à Paris avec son amant en emmenant Thomas. Le père biologique, non aimé, est donc quitté. On note d'emblée une confusion dans la place de chaque membre du groupe familial : beau-père et père sont souvent confondus dans le discours. Ainsi que les parents du beau-père qui sont appelés grands parents.

Après le bac, études supérieures à Paris : Prépa Maths sup., puis, études de Lettres : c'est le décrochage : alors qu'il était brillant au Lycée, il se retrouve parmi les mauvais élèves ensuite. Il échoue à l'agrégation à 25 ans.

Il est vierge de toute relation sexuelle. Sa première, et dernière expérience amoureuse remontant à ses 17 ans : une jeune femme hésitant entre deux hommes... et qui finalement ne l'a pas choisi. Sorte de répétition d'une rupture qu'il a déjà vécue. Thomas est volontiers attiré par les médecines alternatives (et les altermondialistes aussi) : il voit un étiopathe tous les deux mois, boit de la tisane de racines de Guimauve. L'alimentation est sous contrôle : sélection des aliments : jamais de viande rouge, de produits gras, de pain... ça remonte là encore à ses 18 ans : symptomatologie digestive, et coloscopie négative... 1m 78 pour 48 kg IMC = 14,8 .

Il vit aujourd'hui avec sa mère et son beau-père qu'il n'a jamais quitté, dans un village isolé. Ils vendent des livres rares : éditions introuvables, exemplaires uniques, etc. Le tout sur Internet, car après avoir tenu une librairie dans le Sud de la France, la faillite a amené le trio dans le Pays de Feuillardiers. Ils achètent une vieille bâtisse qu'ils restaurent lentement, faute de moyens. Thomas vit dans une petite dépendance, isolé du couple qu'il retrouve pour les repas. Il passe ses journées à lire : entre cinq et dix ouvrages par semaine. Sur son lit. Le passage au divan du relaxateur est peut-être plus facile.

Cet homme amène une douleur et bien sûr une histoire. De quoi se plaint-il ? D'une douleur pelvienne prédominante à gauche, testiculaire surtout, mais irradiant dans le sacrum. Elle est de type neuropathique, c'est-à-dire des décharges électriques, brûlures, picotements, engourdissements. Elle a débuté vers 18 ans, avec deux événements notables dans cette période-là: une déception amoureuse (dont j'ai déjà parlé) et le premier décès dans la famille(le père de son beau-père, qu'il appelle grand-père), dont il verra le corps à la chambre funéraire.

Sa plainte physique témoigne, symbolise son manque à être. Être un homme suppose en effet pouvoir s'éloigner suffisamment de ses parents. Que ce soit dans l'espace physique ou psychique, cette distance n'a jamais été suffisante pour lancer sa singularité. Ce manque à être l'a conduit à une solution de compromis incarnée par la douleur, et notamment la fixation sur les organes génitaux. Vous l'aurez compris, l'analyse oriente vers une problématique œdipienne avec des traits obsessionnels. Mais c'est aussi une histoire de filiation, de place dans le roman familial, une histoire de relation, donc de sensation.

Je vais maintenant retracer les grandes lignes de la prise en charge en relaxation psychothérapique.

Thomas dessine : « j'ai aucune idée… comment me dessiner moi. Ou alors c'est pas un corps physique que je devrais représenter… on voit même pas que c'est moi » puis, « il est raté, c'est un dessin d'enfant. J'ai pas fait de sexe, j'ai fait une marque…j'allais le dessiner puis je me suis arrêté ».

Les premières séances sont marquées par des mécanismes défensifs habituels chez lui : mentalisation, doutes, annulation. Mais aussi par des représentations plus somatopsychiques : la cuirasse musculaire : « j'ai l'impression que ça se tend et ça se détend …comme pour me protéger… de tout, de l'extérieur, … de ce qui n'est pas moi », et d'ajouter « c'est une sorte d'agression permanente, rien n'est reposant » : expression d'une porosité des limites corporelles, et vécu d'hostilité. Il parle de son expérience de la pesanteur lors des séances à la maison : « j'avais tendance à être tendu pour mieux sentir, alors qu'en me détendant c'est plus facile ». Il utilise spontanément, et a priori sans le savoir, une technique de relaxation type Jacobson c'est-à-dire tendre/détendre pour sentir. Puis vient l'apparition d'une image psychique, métaphorique (ou équivalent du conflit sous-jacent), qui reviendra comme un fil rouge durant la cure : « J'avais l'impression d'être au centre d'un espace très grand, très géométrique, mathématique », « quand vous êtes venu, ça a un peu cassé l'impression » : fantasme utérin ? relation archaïque à la mère brisée par l'arrivée du tiers, introduisant la Loi ? Le toucher retrouve une hypertonie franche, mais mobilise chez lui la perception sensorielle : il sent la pesanteur. Mais il sent surtout la douleur, en permanence, dans l'épaule et le bras gauche.

La séance suivante, j'induis la souplesse : « c'est difficile à envisager, j'imaginais une espèce d'onde, quelque chose d'assez fluide ». Lors de la concentration sur les membres inférieurs, il ressent une plus grande difficulté à sentir ses jambes, qui restent tendues, froides : « c'est vraiment difficile, j'ai l'impression que ça fait l'inverse de ce que je veux, …, ça part du pied et du mollet que je sens bien, puis à partir du genou c'est plus tendu, jusqu'à la fesse où c'est complètement dur ». Trajectoire ramenant au pelvis, lieu de cristallisation des douleurs et du conflit psychique. « C'est frustrant, comme si ce n'était pas ma propre jambe…» la séance mobilise et questionne son inscription dans la suite des générations, la filiation confuse.

Lors de cette séance d'ailleurs, Thomas va évoquer son père : actuellement il habite Lyon. Il l'appelle tous les dimanches en début d'après-midi. Jusqu'à dix ans, il a vécu avec lui, jusqu'au départ à Paris avec sa mère. A partir de 18 ans, l'âge du début des symptômes, il ne l'a vu que plus rarement. « Mon père a toujours été au cœur de cette sensation » (il parle du binôme tension / détente) Intermittent du spectacle, il est décorateur pour le théâtre. Il voyage beaucoup, en Asie surtout, a souvent verbalisé le regret d'habiter en France. Thomas l'a longtemps entendu comme un reproche qui lui était destiné. Le père a deux frères jumeaux. Des triplets donc. « Ils sont lunaires…difficiles à comprendre » D'ailleurs Thomas se positionne comme une sorte de traducteur, « une interface entre mon père et le monde », il a d'ailleurs pris l'habitude de finir ses phrases, ou de reformuler ses propos et, « je me sentirais responsable s'il lui arrivait quelque chose ». « je me retrouve beaucoup en lui ». Inversion des rôles, mélange des places dans la filiation… En globalisant les bras et les jambes c'est plus facile, bien qu'il évoque une zone, centrée sur le sacrum qui reste douloureuse : « tout s'enfonce sauf cette zone qui résiste… Quand vous me soulevez les membres ça me montre où il y a un résidu de tension ». Plus tard, il fait part d'un changement « je peux maintenant m'asseoir sur une chaise sans coussin ». J'ignorais qu'il le fît. Sensation douloureuse fixée, figée dans le temps et l'espace corporel. Toutes représentations et associations sont impossibles. Perçoit des zones sans lourdeur : le cou et le sacrum.

Les inductions sur la chaleur se déroulent dans la continuité : il ressentait déjà la chaleur quand il travaillait sur la pesanteur. Les mains sont froides : « j'ai un syndrome de Raynaud, comme ma mère », le toucher renforce les sensations de chaleur. Les globalisations sur la chaleur sont plus directement vécues que la pesanteur. Mieux, il se représente maintenant un foyer de chaleur qui part du ventre, et non plus de la tête. Par la suite, la détente s'accentue dans la région pelvienne…Les séances à la maison s'arrêtent quand il commence à se sentir bien. Ici, au cabinet dit-il : « j'ai moins d'exigences à sentir ». Le surmoi du relaxateur, instance accessoire, s'est assoupli certainement. Nouvelle visualisation de la sphère, « au diamètre infini, un espace immense… ». Il insiste beaucoup sur le plaisir qu'il a à sentir ses articulations (les attaches, ce qui relie, et ce qui le relie aux générations, à la suite de ses ascendants). « La chaleur rééquilibre le corps » : il le dit lui-même : en début de séance, il sent deux hémicorps différents : tension à gauche et détente à droite, puis au fur et à mesure, globalisation. Une séance mettant en lumière une certaine harmonisation par la sensation.

Dans cette période, il démarre comme agent d'accueil dans la mairie de sa commune en contrat aidé, vingt heures par semaine, les matins uniquement. Un retour à une activité professionnelle après des années d'isolement social. Il dira « ce n'est pas le travail le problème, c'est les gens ». « Je me réveille avant l'heure, car je n'aime pas être réveillé par le réveil ». C'est également le moment où il me demande s'il peut faire plusieurs séances par jour, dans un processus d'obsessionnalisation du rituel de la relaxation. On lui propose d'animer un atelier avec des enfants de primaires dans le cadre des NAP : le contact avec des enfants a été très agréable pour lui. En revanche, lors d'une séance où il évoque ses peurs « les gens, la politique, etc. », il développe une thèse contestataire de la société. Je lui renvoie sa passivité, son absence d'engagement concret pour mettre en actes ses idées. Ce qu'il reconnaît en disant qu'il a le projet de créer une association de défense du milieu naturel avec … son beau-père. Peur de s'affirmer, de quitter ce doux nid maternel, ce foyer protégé du monde, peur de passer de l'objet d'une relation, au sujet désirant. La douleur est variable, se réveillant à l'occasion d'un petit effort physique, d'une situation inhabituelle… « comme un blocage… », il associe sur un épisode d'énurésie nocturne au moment du déménagement à 10 ans où il quitte Lyon avec sa mère pour rejoindre le beau–père à Paris, et d'un accident en classe de CE2 « je n'avais pas osé demander à l'instit » et « encore aujourd'hui, j'ai toujours des scrupules à demander à s'arrêter quand on est en voiture ». Thomas ne conduit pas.

La chaleur sur le corps entier éclaire la métaphore de la sphère d'un nouveau jour : « je me suis senti à l'intérieur de mon corps comme dans un espace fini, mais vaste finalement » Il habite enfin cet espace, qui reste à découvrir. C'est l'aventure de la relaxation finalement : se sentir pour trouver cet espace… Inductions sur le cœur : « j'ai pris ça comme un défi excitant » « accélérations du rythme cardiaque puis retour au calme, sans que je puisse vraiment localiser les battements ».

Inductions respiratoires : il reparle de l'espace sphérique : « c'est moi maintenant, c'est beaucoup plus familier les limites de mon corps. »

Inductions chaleur abdominale : difficultés à sentir cette zone corporelle : « j'ai ressenti de la chaleur dans la zone pubienne et une tension punctiforme à l'estomac. Entre les deux c'est flou ».

Le toucher : « ce que vous avez touché d'habitude je ne le sens pas. Pour moi le ventre, c'est la vessie, le bas des intestins, même le sexe ». A une autre séance, il me dit : j'ai fait différemment, je me suis moins concentré là (montre le pubis), j'ai laissé un truc diffus, moins précis, et j'ai senti d'autres zones en profondeur…ça s'est entendu, non ? (il parle des borborygmes particulièrement sonores ce jour-là).

Inductions du visage avec toucher : quand je pense au visage, je songe aux maxillaires. Quand vous avez touché les mâchoires, ça s'est détendu ». Une certaine gêne dans cette concentration sur le visage : « c'est moins satisfaisant, je sens moins en profondeur…le visage ne permet pas de m'éloigner de la tête »

Séance corps sexué : « je me suis senti très mal, angoissé…il manquait quelque chose comme du vide ». J'aborde prudemment l'Œdipe. Trop tôt manifestement. Dénégation.

L'approche de la fin du travail (nous nous sommes quittés à la fin du 1er cycle) et l'autonomisation qui s'y attache, est révélatrice d'une recrudescence des douleurs pelviennes. Notamment après la séance sans inductions, avec l'idée qu'il n'aurait pas dû y penser, mais « penser que cette douleur disparaisse c'est angoissant….ce serait inconnu…c'est presque rassurant cette douleur ». Puis, ensuite, lors de la séance sans relaxateur, le vécu d'un « moment de liberté, d'être libéré des contraintes ». Cependant, la sublimation par la création, et l'écriture plus particulièrement, est difficile, se heurte au mur de la contestation globale du monde actuel. Sur l'air du « à quoi bon ? » Thomas reste passif dans son opposition.

Le deuxième dessin du corps : « ça reste un dessin d'enfant, plus joyeux que sur le premier dessin…dessiner mon corps ça reste perturbant, il aurait fallu me prévenir une semaine avant. Le regard est vide, c'est très générique, très neutre ».L'avant dernière séance, en entrant dans la salle d'attente, je remarque immédiatement un changement : il est venu sans bouquin. Le dernier rendez-vous est l'occasion pour lui de me faire plaisir : oui il poursuit ses séances régulièrement à domicile, et il prolonge son contrat à la mairie, bref, tout va bien. Je note quand même après son départ : à suivre…

Analyse :

Comment a-t-il pu en arriver à ce parcours médicalisé à l'extrême pendant deux ans ? Il semble qu'il se soit entièrement soumis à cette vision du corps, clivé du psychisme et réactualisant la prédominance de la pensée sur l'être dans sa globalité.

Le livre, on devrait dire l'obsession de la lecture, est l'équivalent du refus d'affronter la réalité : c'est la bulle dont il parle au départ, cet espace infini au milieu duquel il erre. Un imaginaire qui ne fait plus sens car il est profondément déconnecté de la réalité. Dans le travail que nous avons fait ensemble, à travers la saisie de ses perceptions, des états du corps propre, le passage de l'espace imaginaire à l'espace corporel amoindrit cette distance avec le réel. Pourquoi a-t-il maintenu cette forme d'imaginaire coupé du monde ? Place dans la lignée masculine ? Identification au père ? Place auprès de la mère ? Peur de l'individuation ? Et en restant dans une imitation, sans réelle identification, une tendresse dirait-on même, envers son père, il évite la castration mais il évite aussi son destin d'homme. En devenant un homme, et potentiellement un père, le danger est celui de la perte.

Alors, « Comment a opéré ce travail en relaxation ? » : En rendant moins rigides les défenses psychiques habituelles. En ritualisant les séances qui permettent une intégration du bon objet de maternage. En allant vers la quête de soi à travers la quête des espaces corporels, en s'appuyant sur les sensations. Et oui, à quoi ça sert la relaxation ? À sentir ! En créant un espace propre dans le maintien du cadre thérapeutique. En sentant et ressentant encore, pour que se forme, se forge, une représentation de soi différente: n'est-ce pas le but d'une psychothérapie?

Le relaxateur en assumant les places diverses que le patient veut bien lui donner, répare, restaure, amplifie, en un mot relaie le désir de changement du patient. Il s'appuie sur un corpus théorique, sur l'expérience, mais surtout, et c'est bien là le plus fondamental sur l'accueil des mots du patient sur son corps. Ce corps-là, le corps propre, est foncièrement différent du corps sociétal qui lui s'appuie sur l'image. Plus précisément, le discours sur le corps n'est pas le même. Ce corps là (celui du cadre de la relaxation) est antinomique d'une démarche de normalisation, de neutralité (y compris dans la détente), il est à l'opposé d'un corps mondialisé et performant, car il échappe à toutes définitions et à toutes limitations, il se joue des mots, donc du discours. Avec cet exemple de cure, il me semble qu'on traverse les conséquences de l'abîme qui se prononce, à nier la chair dans notre environnement. L'image métaphorique de notre patient, cet espace infini qu'il apprivoise progressivement est éclairant pour notre propos. C'est celle d'un individu perdu au milieu d'un environnement sans limites, infini, renvoyant une idée de structure scientifique, rigoureuse, sérieuse, mais finalement incapable de donner des repères suffisants au sujet. D'ailleurs, il le dit lui-même : s'il n'y avait plus la douleur, quelle angoisse ce serait. « Oui, qu'est-ce que je serai sensé sentir ? ». Le conflit d'ordre psychique, et la solution de compromis somatique, sont pris dans le discours de l'époque. La seule option, l'option médicale, envisagée a l'allure d'une démarche scientifique mais elle recèle, en négatif, un postulat plus sombre : celui de l'éviction progressive du corps dans la dynamique sociétale. On a depuis longtemps — Michel Foucault dans « l'histoire de la folie à l'âge classique », il y a cinquante ans — pointé cette approche médicale, souvent envisagée comme une volonté de toute puissance du savoir médical, donc d'une dérive d'un pouvoir sur autrui, et précisément sur son corps.

Il paraît utile de ne pas se leurrer : ce pouvoir n'est plus dans les mains des seuls médecins mais dans celui des instruments de virtualisation de l'existence : scientifiques (avec la sélection génomique, les manipulations génétiques), informaticiens (avec le développement de la réalité virtuelle ou de l'intelligence artificielle), et grandes entreprises d'échanges de données (réseaux sociaux aux identités multiples). Registre commercial donc, mais au final, registre éminemment politique. Vous le savez, nous serons bientôt confrontés à des débats, qui s'annoncent houleux, autour des questions de PMA et de GPA, qui sont centrées sur des questions éthiques du corps.

Il serait absurde de jeter le bébé avec l'eau du bain, et de ne retenir que cet angle de vue dans les révolutions technologiques en cours et à venir, mais, plutôt de dénoncer une forme de pensée de ces évolutions : celle qui établit une déchéance progressive de l'humain au profit d'une extension de ses capacités à travers la machine, le mythe de l'homme augmenté, ou cyborg, le robot. Dans ce jeu d'exclusion (de la sensorialité, de la chair) qui n'a pour conséquence, in fine, que la disparition du sujet, il ne peut y avoir d'autre issue que la coupure avec son corps propre pour ne pas se retrouver hors du courant commun, des exigences multiples dictées par l'époque. Dans cette coupure, c'est l'identité propre qui est remise en question.

Je citerai à nouveau David Le Breton, pour conclure, et prolonger le thème de ce colloque :

« *La perception est une prise de possession symbolique du monde, un déchiffrement qui situe l'homme en position de compréhension à son égard.* »

« *Le monde sensible est la traduction en termes sociaux, culturels et personnels d'une réalité inaccessible autrement que par ce détour d'une perception sensorielle et affective d'homme inscrit dans une trame sociale.* »

Rappel incontestable de la différence entre l'homme et la machine.

Bibliographie

Yves RANTY : Le Training Autogène Progressif, Paris, P.U.F. 1990
& Le corps en relaxation psychothérapique, Paris, L'Harmattan, 2001
David LE BRETON : L'Adieu au corps, Éditions Métailié, 2013.

« Je suis un pré-adolescent connecté » : identité réelle ou artificielle ?

Quand le sens est déconnecté de la sensation...

Dr. Christophe Peugnet

Résumé

  L'angoisse, qu'elle soit adaptative ou pathologique, se constitue avant tout à partir des enjeux de la sécurité interne. Chez l'enfant et l'adolescent, les modes de résolution de l'angoisse interne s'appuient sur deux éléments fondamentaux : d'une part les repères corporels qui permettent l'évaluation du danger comme la réponse protectrice ; d'autre part la relation à l'adulte (parents, etc.) dont il a pu expérimenter (ou non) la fiabilité pour sa protection, ou à défaut, le pouvoir qu'elle lui procure pour se protéger. Le troisième élément fondamental, la pensée, n'intervient que secondairement, et plutôt chez l'adolescent, tant par son faible pouvoir sur la réalité que par la mauvaise maîtrise qu'en a le jeune. Les modalités de résolution des angoisses au cours du développement de l'enfant, dans leurs particularités et dans leur efficacité, vont déterminer au travers de la culture familiale les caractéristiques identitaires du jeune parallèlement à son narcissisme. Cette force identitaire sera également une ressource importante à l'occasion du développement d'un trouble mental ou somatique. Quand l'environnement met à mal ces éléments fondamentaux, il crée de multiples fragilités. Si les actes protecteurs de l'adulte sont remplacés par sa parole explicative, si la réalité des contraintes spatiales et temporelles est oubliée par l'artifice de la technique, si la construction identitaire et relationnelle est remplacée par une idée d'identité et une apparence de relation, les repères définissant l'univers du jeune perdent toute cohérence face à la réalité vécue. A ce moment, l'inefficacité de ces apprentissages inadaptés, et ce d'autant plus qu'ils sont validés par les adultes, produit un état de tension permanente, physique et psychique, proche du stress (sentiment d'insécurité). La réintroduction par la relaxation de repères fonctionnels, y compris dans la relation fiable au psychothérapeute et au cadre, dans un réinvestissement des sensations corporelles, va permettre au jeune de retrouver une cohérence émotionnelle et tonique. Connecté à son corps et non plus à un espace-temps virtuel, le pré-adolescent va redevenir un enfant en phase de latence.

Mots-clés : *abord corporel ; adolescence ; enfant ; identité ; pré-adolescent ; psychopathologie ; psychothérapie ; relaxation ; sensation ; thérapie ; tonus*

  La question initiale est celle de l'impact du développement de repères identitaires artificiels, en particulier par le monde politico-médiatique, sur le développement de la personnalité de l'enfant, ou, à minima sur la genèse d'une angoisse interne. L'idée qui suit est que la possibilité d'abandonner cette appartenance à un référentiel factice, par la réintroduction de l'appui sur une identité propre, au travers d'une thérapie psycho-corporelle, permet au jeune une reconstruction identitaire et narcissique plus efficiente. Ce cas clinique permet d'aborder le sujet de façon concrète.

Sarah a 17 ans. Elle entre dans mon bureau d'emblée mal à l'aise, avant même de s'asseoir, et regarde ensuite répétitivement à droite et à gauche, plus dans une attitude de peur que de curiosité. Elle aura du mal à dire clairement pourquoi elle vient, relatant diverses situations abstraites, dans ce qui ressemble à une fuite des idées, avec du mal à choisir ses mots, rapidement en transpiration, avec une hyperémotivité, le regard passant du vide à la grande intensité. J'arriverai juste à comprendre qu'elle est dans une rumination permanente, avec des mouvements émotionnels irruptifs, d'expression très variable. Ma première impression penche très fortement pour un trouble psychotique.

L'arrivée et l'installation des parents, séparés depuis cinq ans - le père au milieu (ce qui est assez peu commun dans la façon dont les familles s'installent), semblant complètement perdu, la mère sur le côté, paraissant en même temps épuisée et débordante de choses à dire - semble cohérent avec mon sentiment initial. Le père de Sarah sera dans l'incapacité à relater des faits, donnant l'impression d'être peu informé de la vie concrète de sa fille, ne pouvant évoquer que des pensées et des ressentis. Il ne sera même pas possible de savoir s'il est inquiet ou non, son discours changeant en fonction des questions. La mère, elle, développe longuement diverses interprétations du discours de sa fille, sans aucun lien ou appui sur les éléments réels de la vie de Sarah, même quand je la sollicite à ce sujet ; elle est très inquiète d'un trouble psychologique profond sur lequel sa fille devrait « travailler » en parlant, et elle évoquera même l'hospitalisation… Elle insistera également beaucoup sur l'agressivité de Sarah envers elle, qu'elle supporte très mal. Les deux parents sont dans des positions éducatives à la mode, basées sur les réponses explicatives, les discussions, et les injonctions verbales sans acte préalable. L'attitude de Sarah changera peu en présence de ses parents, en dehors du fait qu'elle contrera souvent les paroles de sa mère. Elle évite systématiquement le regard, en particulier dans l'échange verbal.

Les troubles de Sarah dateraient en fait de la fin du primaire, et surtout de l'arrivée au collège, marqués par la succession de périodes d'irritabilité, de tristesse, de fatigue et de clinophilie, de pleurs, avec même une auto-agressivité et des scarifications. Il s'y associe des questionnements multiples, principalement existentiels, avec un sentiment de solitude et de vide. La mère précisera qu'à l'époque ça lui paraissait normal car Sarah était une « pré-adolescente » ; là encore, quand je lui ai demandé ce à quoi cela correspondait pour elle, elle n'a trouvé aucun support concret. Pour le reste, il ne semble pas y avoir d'éléments à prendre en compte dans la petite enfance, ni de problèmes de santé ; je noterai que la mère et la grand-mère maternelle ont bénéficié d'un suivi psychologique, sans cause précisée. Ses parents se sont séparés quand elle avait 13 ans, sa petite sœur ayant alors 9 ans, toutes deux étant à la garde de leur mère qui a refait sa vie ; les moments passés chez leur père sont décrits sans aucun problème (ce qui, ici encore, questionne). Son père s'arrêtera assez longuement, avec fierté, sur le fait que sa fille est très « connectée », s'opposant ainsi aux dires de la mère qui décrit Sarah seule et isolée : elle passe des heures sur internet et les réseaux sociaux, enchaîne les SMS sans interruption, et lui en a appris beaucoup sur le sujet, y compris dans les relations que lui-même pourrait développer. Tout ceci m'a alerté quant au référentiel identitaire de cette adolescente, qui semble essentiellement posé, dans le regard parental, sur des concepts abstraits et sur du virtuel. Sarah entre en terminale L, et les périodes de mal-être et de replis se sont fortement accentués depuis la seconde. Elle voit depuis un an une psychologue, et a bénéficié d'un traitement anti-dépresseur durant six mois, le tout sans efficacité. Bien que la clinique soit parlante, j'ai gardé un profond questionnement sur mon hypothèse diagnostique.

Compte tenu du sentiment d'insécurité évident, j'ai essentiellement repris des éléments de guidance parentale, réponse devenant aujourd'hui assez incontournable, et ne pouvant que permettre de diminuer l'anxiété, quelle que soit sa source. La prise en compte de la réalité et les actes concrets, incontournables à partir du moment où on arrête de donner un crédit exclusif à la parole, génèrent rapidement pour le jeune des garanties sécuritaires posées sur des limites concrètes. J'évoque néanmoins déjà la relaxation, tant pour poser l'importance du rapport à la réalité que dans l'idée de proposer à Sarah un autre référentiel pour aborder les enjeux de l'adolescence.

A la deuxième consultation familiale, un mois plus tard, c'est surtout l'attitude de Sarah qui m'amènera à nouveau à remettre en question le processus psychopathologique, dans sa présence et sa légèreté, et dans les sourires qu'elle a en constatant l'incapacité de ses parents à donner des réponses à mes questions concrètes évidentes. Beaucoup plus posée, elle s'annonce plus sereine et moins envahie par ses pensées. Le discours du père est, lui, identique au précédent rendez-vous, et il n'a constaté aucun changement chez Sarah. La mère confirme pour sa part une période de nette amélioration, mais ne supporte pas l'arrêt des échanges verbaux (qu'elle n'a effectivement pas pu tenir longtemps) malgré l'efficacité constatée ; elle devient rapidement agressive et refuse catégoriquement d'acter les limites, ne pouvant supporter d'avoir à affronter sa fille. La dynamique parentale parait à ce moment très compréhensible. Le père maintient une tolérance générale et une banalisation qui lui permet d'obtenir une tranquillité globale, ayant renoncé à exercer l'essentiel de la fonction parentale. La mère, dans l'emprise, est envahie par tous les enjeux de la relation mère-fille, qu'elle ne peut comprendre ou reconnaître ; elle ne peut donc se remettre en question, et lutte désespérément pour que sa fille prennent la place qu'elle lui a attribuée, objet permettant diverses satisfactions narcissiques (et peut-être compensations de certaines souffrances antérieures) dans un idéal construit intellectuellement, ceci au mépris de la personne propre de Sarah ; la position la moins douloureuse narcissiquement pour elle est que sa fille soit malade, avec en plus la possibilité imaginaire préservée que les soins pourraient faire d'elle cet objet attendu. Face à cette violence familiale, bien qu'involontaire, et vu le doute persistant sur la structuration de sa personnalité, je proposerai donc la relaxation, sans préciser qu'il s'agit d'une psychothérapie, mais à séances hebdomadaires. J'utiliserai le training autogène progressif psychothérapique, dans l'idée centrale de la répétition des expériences toniques et sensorielles d'un cheminement pragmatique et repérable.

Les premières séances seront envahies par les pensées et les émotions de Sarah, et la relaxation ne commencera qu'à la cinquième séance, soit trois mois après notre première rencontre. La difficulté à organiser et verbaliser ses pensées, l'agitation psychomotrice simultanée, voire les débordements dans les larmes ou les rires, vont réactiver mes doutes sur son fonctionnement psychique. Elle décrit des moments de déréalisation, voire de dépersonnalisation, des sentiments répétés de dégoût, de colère et de violence, des relations aux autres marquées par des rapprochements rapides et des ruptures brutales. Elle déroule des questionnements existentiels exacerbés par le sentiment de vide, de solitude, d'être perdue, de ne pas trouver de repères, d'être anormale. Elle me questionne sur l'attitude à avoir face à son père qui « semble malheureux », sur les réactions qu'elle a face sa mère, dans une culpabilité de la distance qu'elle a mis en place, pourtant très bénéfique pour elle ; cette culpabilité est accentuée par le constat chez sa mère d'agressions verbales et de débordements émotionnels répétés ainsi que d'une prise de pouvoir sur sa sœur. Progressivement rassurée par mes renvois à la réalité et le peu d'inquiétude que je manifeste, elle pourra arriver un jour en disant « aujourd'hui je n'ai pas grand-chose à dire ».

Je commencerai alors d'emblée par une séance de relaxation, courte, pour la projeter au plus vite dans la réalité et le présent du corps, reportant à plus tard le dessin. Elle rapportera une multitude de sensations détaillées, et de ressentis eux-mêmes posés sur des détails concrets. Il n'y a aucun lien, sens, aucune association ou priorité, juste un mélange de surprise et d'inquiétude. Les pensées, bien sûr, se sont enchaînées, centrées sur l'idée d'être observée et de ne rien pouvoir faire, idée la renvoyant à de nombreux souvenirs. L'idée de la psychose étant pour moi déjà devenue assez lointaine, j'ai pu d'emblée entendre son récit dans une cohérence par rapport au fonctionnement familial. Elle a pu elle-même associer ses peurs à des peurs d'enfants, encore plus anciennes, en rire, puis faire un lien avec le sexuel et l'ambivalence par rapport au regard de l'homme dans une dimension très adolescente. L'appui des pensées riches sur l'évidence du corporel et du développemental me semble avoir été particulièrement rassurant pour elle.

Le dessin du corps, rapidement réalisé, n'amènera aucune désorganisation, mais plutôt un sentiment de difficulté. Je rappelle que la consigne est : « dessinez votre corps tel que vous vous le représentez ». De même elle dira qu'elle est satisfaite de son corps, mais qu'en même temps il la met en difficulté dans ses réactions automatiques et brutales face aux autres, et elle aura du mal à poser ce à quoi sert le corps. Elle dira de son dessin que c'est une femme seule, qui attend, sur le qui-vive, regardant la mer du haut d'une falaise… Ce dessin peut, bien sûr, questionner, tant dans l'absence de contenu, qui peut-être se vide par les ouvertures, l'absence de visage ou même de référence au devant/derrière, d'un contenant peu affirmé, que dans l'absence de limites dans le trait incertain, les contours et les détails non finis. Néanmoins, le schéma corporel semble acquis, et le dessin « en silhouette » est très courant chez l'adolescent, dans sa pudeur et son inquiétude corporelle. L'hypothèse de la psychose semble ici encore ne pas pouvoir se confirmer à un niveau psychopathologique.

Dans les séances suivantes, la concentration sur la pesanteur, sur une partie du corps, va rapidement alléger la sensation de tension. Mais les vécus seront tout d'abord désagréables, avec des sensations de contractions musculaires, des pensées ininterrompues accompagnées d'émotions épuisantes. Pendant longtemps, Sarah s'installera d'emblée sur le divan, mais dans une légère rotation vers la gauche du corps, comme pour se soustraire à mon regard, ou me soustraire au sien (je suis sur sa droite). Le moment de la reprise sera progressivement de plus en plus intense, avec soupirs et étirements. Assez souvent, alors que sinon elle peut rester calmement allongée dans le silence, la prise de parole, toujours heurtée par la recherche des bons mots, s'accompagne d'une certaine agitation psychomotrice, voire de mouvements émotionnels pouvant paraître excessifs. Les sensations corporelles, des fourmis dans le pouce gauche aux courbatures dans la nuque, sans recherche d'explication, deviennent le support du temps de la séance, de la parole, semblent inscrire Sarah dans le présent. Les pensées disparaissent progressivement, et de premières images simples, de paysages associées à des sensations (froideur de l'eau d'un lac, silence de la montagne, etc.) atténuent l'anxiété au fil des séances. Des régressions vont apparaître (chute en avant, etc.), parallèlement aux premières images de son propre corps, et à la mobilisation qui est d'emblée vécue comme agréable. Ceci m'interroge, et je n'y trouve comme seule explication que l'énorme différence entre son milieu de vie habituel, totalement insécure, sans limites, et cet espace profondément sécuritaire dans tous ses aspects et dont je représente le garant, n'étant déjà plus une personne à proprement parler, c'est-à-dire potentiellement dangereuse. A partir de la douzième séance, apparaissent des sensations intenses de discontinuité corporelle, de chute dans le noir ou de flottement dans l'espace, avec des réactions de peur et d'impuissance, mais qu'elle relate sans inquiétude, avec au contraire un plaisir à constater ces étranges phénomènes. Elle raconte en même temps qu'elle passe par une période où elle pleure beaucoup, est très triste et fatiguée, ce que je trouve cohérent, dans une probable confrontation nouvelle dans son quotidien à des repères plus concrets. Au fil de ces séances, ma principale préoccupation sera de ne pas trop libérer l'émotionnel, et de lui éviter de se retrouver sans défenses en partant. Ensuite, les vécus corporels seront moins envahissants, plus œdipiens (vertige, impression de tomber vers la gauche, contractions asymétriques des jambes, etc.), avec le besoin de sentir son corps (mouvement des orteils, de la tête, froncement des sourcils, etc.), et s'associeront à des souvenirs d'enfance, toujours appuyés sur des sensations (dormir dans la voiture, pieds nus sur le tatami, etc.). Un peu avant la 20ème séance, Sarah aura essayé spontanément de faire des séances chez elle, et décrira son plaisir à s'arrêter par moment, à ne rien faire, ne rien penser. Elle ajoutera qu'avant elle ne supportait pas que « ça traîne ». Elle pourra raconter en riant sa capacité nouvelle à agir une fois qu'elle sait ce qu'il faut faire, avec un sentiment d'évidence agréable. Elle évite maintenant beaucoup moins le regard. Parallèlement elle décrit la persistance de l'agressivité de sa mère, et le sentiment que son père « ne comprend rien ». Elle pourra même se désorganiser émotionnellement en évoquant le changement de la relation à sa sœur, qui prend le parti de sa mère.

Au bout de quatre mois, la mère de Sarah demande un nouvel entretien familial, disant « ne pas reconnaître sa fille » et s'inquiéter ; elle cherchera essentiellement à ce que je valide ses actes. Le père dit n'avoir constaté aucun changement en dehors de l'aggravation de la relation entre Sarah et sa mère, ce qui l'ennuie. Pointer la différence d'attitude de Sarah au cours de l'entretien, présente, calme, pouvant sourire ou faire des rappels à la réalité factuelle, semble n'avoir aucun impact sur ses parents. J'insisterai surtout sur la nécessité de diminuer les temps communs. Dans les séances suivantes, Sarah évoquera douloureusement son sentiment de solitude, le percevant alors comme très ancien, mais décrira une impression d'avoir fait beaucoup de chemin, pouvant même penser que sa sœur se débrouille assez bien de sa propre situation.

A la 25ème séance, alors que la concentration sur la pesanteur des membres inférieurs se termine, qu'elle vient de passer le bac blanc, les sensations deviennent plus agréables, et elle décrit un ressenti particulier où son corps est posé, repère fixe, mais où elle a l'impression de bouger par rapport à lui ; cette sensation reviendra ensuite (elle dira alors « je me balade ») avec l'impression de pouvoir s'éloigner et toujours revenir à ce corps, voyager, d'abord dans ses pensées, puis dans des images métaphoriques (à bord d'un grand voilier, vieux bateau qui en a vu d'autres, dont elle est le capitaine et le seul membre à bord ; je ne peux m'empêcher d'y voir la référence à son psychothérapeute). A l'occasion d'une séance à un moment très froid de l'hiver, qui s'avère être la veille de son anniversaire, je lui fais remarquer la date, et j'ajoute une couverture pendant la relaxation ; rayonnante, elle me dira sa surprise face à l'importance du vécu agréable de ces petites choses simples qu'auparavant elle aurait refusé. Elle s'autorisera ensuite plusieurs séances totalement silencieuses.

A la 30ème séance, elle annonce brièvement l'amélioration des relations intra-familiales (sa mère ayant un nouveau compagnon), le plaisir à retrouver sa sœur, mais s'étendra surtout sur la différence dans les relations à ses amis, disant passer plus de temps avec eux, beaucoup rire, et trouver particulièrement insipides les échanges par internet ou même par texto, constatant que c'était pourtant sa principale activité relationnelle auparavant. La relaxation lui apparaît maintenant facile, et elle aime parler des livres qu'elle lit, du lycée, de son projet de travailler dans la justice avec les enfants, etc. L'axe du corps l'amènera à évoquer des racines au niveau des pieds qui lui permettent de « redescendre quand elle est perchée », disant le calme dans le fait de se recentrer alors qu'avant elle était complètement « excentrée ». De plus en plus souriante, elle décrit comment elle lâche prise au quotidien, est moins envahie par ses pensées, profite de ce qu'elle vit, avec l'impression qu'elle pourra s'en débrouiller quoiqu'il lui arrive.

La concentration sur la chaleur provoquera une certaine surprise, et l'idée que « cela va être plus difficile ». C'est aussi pour Sarah l'occasion d'évoquer la persistance de débordements émotionnels, bien que plus rares et beaucoup moins envahissants par la suite, qu'elle relie à son prochain départ pour l'université, mais aussi à l'émergence de souvenirs d'enfance plus anciens, en particulier de l'impression d'un manque de témoignages affectueux concrets de son père, avec une hypersensibilité encore très présente. Une des séances sera totalement envahie par une crise d'angoisse avec l'idée que son départ mettra un terme à toute possibilité de réparation. Elle sera surprise elle-même de sa capacité à supporter cette longue crise en ma présence silencieuse, et à récupérer facilement dans les cinq dernières minutes son lien au présent. A la séance suivante elle évoquera l'impression de « s'auto-saboter et s'auto-punir », pour éviter cette nouvelle vie qui lui est propre.

Comme elle l'avait annoncé, suite à ces mouvements émotionnels et à son prochain départ pour une autre ville (elle va débuter une licence de psychologie), ses parents ont demandé un nouveau rendez-vous familial. Ils n'aborderont pourtant aucune de ces questions, s'inquiétant uniquement du devenir de la thérapie. Une date de dernière séance sera fixée à ce moment, où je soutiendrai Sarah dans le discours rassurant qu'elle tiendra à ses parents. La séance suivante sera une séance où je la laisse seule, qu'elle vivra essentiellement comme « un petit moment d'abandon sans suite » où elle a pu rester concentrée sur tout son corps.

La 42ème et avant-dernière séance sera celle du dessin du corps, où elle dira avoir cherché la pureté des lignes du corps, avoir pensé ajouter un voile par pudeur, mais préféré ne pas faire les détails. Surprise de pleurer en voyant son premier dessin dont pourtant elle se souvenait, elle remarquera elle-même la solidité des contours corporels, les pieds posés sur le sol, l'ouverture aux autres, et le visage de quelqu'un qui va bien. Elle conclura par « c'est chouette de voir comment j'ai avancé, et de penser que ça va pouvoir continuer maintenant ».

La dernière séance aura lieu la veille de son départ, séance calme et légère, où elle évoque même l'idée d'être plus utile à sa sœur en étant à distance. Néanmoins elle posera comme difficile l'idée de ne plus venir. Au moment de partir, Sarah me dira, dans une émotion nette mais adaptée, avec un sourire : « merci pour tout ce que vous avez fait pour moi, que j'ai su et aussi que je n'ai pas su ». C'est cette phrase qui m'a amené à présenter cette observation clinique, ou une adolescente pose clairement la place essentielle des actes de l'adulte, protecteurs par leur autonomie, et l'absence totale de besoin d'être informée, à l'inverse de ce qu'on pourrait croire aujourd'hui.

Ce cas clinique, somme toute sans grande particularité en dehors de la profonde efficacité d'une psychothérapie en moins de douze mois, pose deux questions qui renvoient à notre sujet : d'une part, que s'est-il passé dans l'histoire de cette adolescente ; d'autre part, quel a été l'effet produit par la relaxation. L'angle de vue avec lequel je vais aborder ces deux questions va interroger plus largement la façon dont nous avons à aborder la santé mentale aujourd'hui, et la place qu'y prennent les thérapies psycho-corporelles, que l'on voit grandir depuis déjà un certain temps, bien que de façon très hétéroclite.

Cette adolescente nous donne à voir plusieurs choses. Tout d'abord elle nous montre des débordements émotionnels, des actes ina-daptés, dès l'école primaire, auxquelles viennent s'ajouter au moment de l'adolescence, des questionnements existentiels envahissants, tout ceci n'ayant eu comme seule réponse par l'adulte, en l'absence de limitation protectrice dans la réalité, que des explications intellectuelles, d'autant plus insécuritaires qu'elles s'accompagnent chez celui-ci de réponses émotionnelles et d'actes en rapport. Elle nous montre également comment, s'appuyant sur le recours exclusif à la pensée que lui montre l'adulte, elle cherche dans ce seul univers les solutions à son angoisse, de plus en plus seule, de plus en plus débordée par ses émotions dont elle ne peut appréhender le lien avec la réalité, et comment elle évite progressivement cette réalité inquiétante se perdant encore plus dans le vide de l'intellectualisation. En s'intéressant volontairement au fonctionnement familial, regard qui ne peut prendre compte tous les enjeux de cette histoire clinique – pour autant que cela soit possible – on peut questionner de façon plus générale un fonctionnement social et les croyances qui déterminent les relations inter-individuelles.

La première question nécessiterait un développement long et complexe, pouvant aller jusqu'à interroger nos positions sur le développement du processus psychotique lui-même, en particulier dans son immuabilité. Je n'aborderai donc que quelques points touchant l'enfance et de la petite enfance de Sarah, à partir de deux éléments repérés à titre d'exemple. Compte tenu du fonctionnement familial, on peut imaginer que Sarah a grandi dans un univers sans acte, ou dans lequel la valeur des actes était oubliée, dans un référentiel construit par la pensée et donc les mots. Sa mère semble dérouler inlassablement des paroles bienpensantes (il faut bien s'entendre avec sa famille, il ne faut pas être triste, il faut avoir envie de travailler à l'école, etc.) et se désorganiser dans des mouvements émotionnels. Son père utilise le langage pour atténuer toute réalité, où bleu et rouge peuvent s'appliquer à une même couleur, suivant le moment ou l'utilité du mot choisi. Qu'en est-il alors des expériences de confrontation au concret de l'enfant qu'a été Sarah ? Les informations toniques et sensorielles récupérées au niveau corporel, tant des mouvements internes que des perceptions de l'extérieur ne sont plus prises en compte que dans la mesure où elles peuvent confirmer le diktat de la pensée (c'est-à-dire une très petite partie de ces informations). Mais la construction narcissique et identitaire qui s'appuie sur la résolution d'angoisses intrapsychiques découlant de la confrontation entre le monde intérieur et la réalité environnante, ne peut s'étayer sur une construction intellectuelle, artificielle.

Le premier élément est l'appellation « pré-adolescent » utilisé par la mère de Sarah. L'enfant est confronté à chaque instant au fait de ne pas savoir, de ne pas savoir faire, de ne pas pouvoir décider, à l'opposé de l'adulte, et le terme d'enfant le renvoi de façon rassurante à cette réalité. L'adolescent est, lui, confronté à partir de la puberté à une succession de phénomènes corporels et émotionnels. Ces phénomènes stimulent la pensée et les comportements, le poussant vers l'âge adulte. Si, il n'y a pas encore si longtemps, il refusait toute catégorisation, criant haut et fort son unicité d'être en devenir, il peut accepter aujourd'hui le qualificatif d'adolescent, dans les bénéfices que celui-ci lui apporte. Mais on peut s'interroger sur ce que peut faire un enfant en phase de latence, cette phase d'apaisement et d'appui sur les mécanismes de défense ayant enfin résolu de façon satisfaisante les angoisses développementales, du qualificatif « pré-adolescent ». Ce concept artificiel, créé par la société dans un souci d'autonomisation de l'enfant et de soulagement des parents, en vue d'avancer le plus possible l'âge de la consommation, ne s'appuie sur aucune réalité pour l'enfant. Mais cette identité sociale lui donne accès à un pouvoir qu'il ne refusera bien évidemment pas, et qui amènera toutes ces difficultés relationnelles que l'on décrit maintenant largement, venant faire exploser cette tranquillité de la latence pourtant essentielle au développement de l'enfant. Et parallèlement, cette construction intellectuelle fait irruption dans la pensée parentale, emprisonnant les parents dans une impossibilité à exercer leur fonction, face à la validation sociétale des comportements attribués aux « pré-adolescents », bien que péjoratif pour eux-mêmes.

Le deuxième élément est cette identité « connectée » décrite par le père de Sarah. Non seulement il présente cet espace de solitude et d'isolement dans la réalité comme un monde riche d'interactions avec les autres et témoin d'une grande sociabilité, mais il en fait un amalgame avec une relation vraie que lui-même pourrait développer avec autrui. Si certains adolescents utilisent encore aujourd'hui ces espaces virtuels comme objets de consommation (consommation d'échanges de mots, d'émotions, de connaissances), objets de pouvoir (de l'utilitaire à la célébrité), la plupart fait également cet amalgame, ne pouvant plus développer de relations vraies à l'autre. Sarah décrit bien, elle, le gouffre entre ses relations complexes à ses pairs, marquées par le sentiment d'incompréhension, d'insécurité face aux réactions comportementales et émotionnelles vécue par elle ou par l'autre, relations de plus en plus réduites ou utilitaires, et l'importance de ses échanges connectés, sans limites dans le développement des pensées comme dans les mises à nu émotionnelles, échanges angoissants et vides de sens quand elle les rapporte à la réalité. C'est elle-même qui dira un jour « à force d'écouter et de parler comme ça à mon smartphone, je suis complètement déconnectée », déconnectée au sens des sensations.

L'altérité, c'est-à-dire l'existence de l'autre, et par suite la relation à l'autre, se construit à partir de réactions corporelles, de processus sensoriels et toniques provoqués par l'interaction. Au travers de ses outils de communication, l'enfant va percevoir les particularités de la relation, définir les limites de son espace et de celui de l'autre, leur distance avec le rapprochement et l'éloignement, et repérer les enjeux sécuritaires. Il confrontera ensuite le discours à ces éléments fiables de repérage de la relation, pour aborder progressivement toute la complexité du langage et de son rapport à la réalité. Que pourrait-on dire de relations développées uniquement à partir du discours (c'est l'essence des réseaux sociaux), où la réalité de la confrontation à l'autre (quand elle existe) ne peut venir que comme un décalage perturbant une position initiale de pouvoir, étant inévitablement décevante ou inquiétante. On comprend facilement alors la préférence, pouvant devenir addictive, pour la relation virtuelle, fausse mais apparemment sans danger, et l'utilisation du réel, en particulier du corps, comme un objet utilisable au profit de la toute-puissance.

Tout ceci questionne alors la dimension psychotisante (avec l'interrogation sur les limites de la nosographie) du rapport de l'individu – et en particulier de l'enfant – à lui-même et à son environnement dans un référentiel basé sur le langage, c'est-à-dire s'affranchissant de la réalité et donc de l'interaction entre la pensée et le corps. Comment un enfant construit-il son référentiel de vie lorsque que la réalité des expériences vécues est niée ou annulée au profit de concepts théoriques, de positions de principe (largement diffusées dans le discours bien-pensant politico-médiatique) ?

La seconde question apparaît de ce fait beaucoup plus simple. Sarah a pu expérimenter de façon intensive un référentiel totalement inconnu, fiable et constructif. Chaque semaine, elle a été confrontée au fait que le récit de ses pensées, qu'elle raconte son bonheur, une situation douloureuse, son incompréhension, un événement particulier, sa tristesse, les attitudes de ses parents, tout cela n'avait aucun impact sur la réalité du présent de la séance. Plus loin, elle n'a pu aller chercher dans la parole de son psychothérapeute un quelconque avis ou une information lui donnant accès à son identité, celui-ci ayant fait des mots un objet ludique, de la pensée un univers certes sans limite, mais surtout susceptible de changer à chaque instant malgré la permanence de la réalité. A l'opposé, chaque sensation, vraie ou fausse, chaque émotion vécue au cours de la séance était lourdement prise en compte, réponses aux questionnements identitaires et narcissiques inscrites dans la simplicité du temps présent. Posée sur ces repères concrets de son espace tonique et sensoriel, Sarah a progressivement pu prendre plaisir à observer sa pensée, ses bizarreries, et inverser le processus où elle se définissait par sa pensée (processus impossible de par sa dimension variable et infinie) pour poser sa pensée comme définie par ce qu'elle est, la personne qu'elle perçoit en elle à chaque instant. Cette expérience, qui oblige à prendre en compte la réalité, du monde extérieur comme de l'univers corporel, ces contraintes sur lesquelles elle n'a aucun contrôle, n'a bien sûr pu se faire que dans un espace constaté comme totalement sécurisé, principalement par l'attitude de son garant qu'est le psychothérapeute (des éléments concrets du lieu et du temps de la séance, aux rapports avec la famille, en passant par toutes les dimensions sécuritaires du cadre).

Si on peut s'interroger sur le lien chez l'enfant entre la perte du rapport à la réalité dans la position parentale (chez des adultes sains) et le fonctionnement psychotique, de même on peut s'interroger sur la profondeur de la reconstruction dans la réalité des sensations, pour résoudre un processus de type psychotique.

Je ne m'attarderai pas sur le trouble psychotique en lui-même. Néanmoins si on sait qu'il est lié à une conjonction complexe des situations internes et externes du nourrisson (pouvant avoir un impact métabolique, neurologique, voire génétique), mettant en échec la résolution satisfaisante des angoisses de morcellement (position schizo-paranoïde), on sait également que l'attitude parentale, en réponse à l'expression de l'angoisse de l'enfant, ou spontanément, dans certaines de ses dérives (double lien, injonction paradoxale, etc.), et uniquement dans ce contexte de conjonction (sinon il y aurait un bien plus grand nombre de patients psychotiques), participe à la persistance de failles psychotiques. On peut alors s'interroger sur l'impact de l'abord corporel en psychothérapie chez ces patients, peut-être le seul susceptible de remettre en situation ces angoisses corporelles dans un cadre alors cohérent permettant une reconstruction des solutions défensives.

D'une façon plus générale, ceci peut nous amener à questionner certaines de nos formulations, voire de nos théorisations sur des éléments cliniques, pouvant être très artificielles dans leur interprétation. Par ailleurs, ceci nous rappelle que la parole, apprentissage chez l'enfant et l'adolescent, doit toujours passer l'épreuve de la réalité vécue, ce qui, somme toute, est vrai également avec l'adulte en psychothérapie. En thérapie, si la verbalisation est à prendre en compte, ce n'est pas au titre de la réalité qu'elle semble décrire, mais justement, au contraire, dans son décalage par rapport à la réalité, qui peut apparaître soit dans l'énonciation simple, soit dans une autre confrontation à soi-même, le vécu corporel en étant la plus directe expression. C'est ce que certains appellent la désaliénation dans la sortie de la croyance.

Mais lorsque partout la réalité perd sa valeur, au profit de la parole, expression de la pensée toute-puissante, il n'y a plus de confrontation possible, plus de limites au champ apparent du possible, porte ouverte sur l'incohérence. Le discours n'est plus une expression, mais une vérité non critiquable. Et chez l'enfant, lorsque la règle (énonciation contournable) remplace la limite (réalité infranchissable), apparaît l'insécurité, berceau de la souffrance psychique. On voit bien la généralisation aujourd'hui de ce processus en vue de s'affranchir de toutes les contraintes de la réalité. L'évolution sociale va plus loin que le retour à la bestialité annoncé par Freud, dans l'abolition des limites, et questionne ce qu'on appelle une société psychotisante.

Si on fait un parallèle avec la pensée technocratique gouvernante, ou avec le discours bien-pensant médiatique, on observe la violence déclenchée chez l'individu par ces dénis de la réalité. Mais plus loin encore, chez l'enfant, ce n'est plus un parallèle mais un lien direct entre ce discours généralisé, ses multiples variantes déclinées par les adultes qui l'entourent, loi de la pensée qui lui impose, pour sa survie, de nier tout son univers corporel, émotionnel, motivationnel. Les parents, et même les professionnels de l'enfance, sont de plus en plus prisonniers de positionnements théoriques, montrant leur inefficacité dans la réalité.

On voit ici toute la nocivité des espaces virtuels pour l'enfant dont l'essence même de la construction somato-psychique ne s'appuie que sur la confrontation aux limites de la réalité. En effet l'intégration du virtuel, dont la première expérience, et probablement la plus importante, est celle du langage (à partir du moment où il sort du son émis pour prendre un sens), ne peut se faire que dans la conscience de sa dimension virtuelle, c'est-à-dire d'une solide inscription préalable dans le réel. L'enfant, dans son corps et sa pensée devient ainsi l'archétype des enjeux de la relaxation en psychothérapie.

Si on ne peut s'affranchir, en tant qu'adulte, de l'autoritarisme de la pensée sociale, qui infiltre dans sa toute-puissance les espaces financiers, économiques, juridiques, on peut penser que le développement, si possible dès l'enfance, d'un solide lien à la réalité et au présent permettrait de développer un sens critique (qu'on appelait auparavant « bon sens »), et de ne pas se désorganiser, ne serait-ce que émotionnellement, face à la pensée unique.

Ainsi, on pourrait dire qu'aujourd'hui la santé mentale est étroitement liée à la capacité construite ou récupérée d'accepter, d'intégrer la réalité et ses limites dans notre univers psychique. Cette faculté est peut-être le meilleur moyen d'éviter la désorganisation face à cette illusion de totale liberté qu'est le contrôle.

L'appétence croissante pour les disciplines touchant au corps (du yoga à l'acupuncture), même si elle se décline le plus souvent dans l'idée d'une maîtrise émotionnelle, témoigne d'un besoin instinctif d'appui sur la réalité. Les pratiques thérapeutiques s'appuyant sur l'abord corporel, des plus actuelles et simplistes en essor (Mindfulness, Emotional Freedom Techniques, etc.) aux plus complexes en voie de disparition (psychanalyse corporelle, relaxation à inductions variables, relaxation statico-dynamique, etc.), même si elles ne se reconnaissent pas de la relaxation, s'appuient toutes sur ce même lien.

La relaxation, qui remet au premier plan les expériences immédiates, toniques et sensorielles, recrée ce lien à la réalité du corps, lien identitaire permettant d'affronter sereinement l'illusion du discours, y compris dans la remémoration des vécus antérieurs. Et paradoxalement l'objet - pas le relâchement mais la confrontation à ses perceptions dans l'essai du relâchement - en est non pas de contrôler la réalité, mais d'y trouver son intégrité, base de la solidité narcissique.

Bibliographie

BAUDRY P. Le corps extrême L'HARMATTAN, 1991
BETBEZE J., OSTERMANN G. L'identité narrative EDIMARK SANTE, La Lettre du Psychiatre, 2015, Vol.XI, n°5
HAVET J.-M. L'identité comme variable psychopathologique EDIMARK SANTE, La Lettre du Psychiatre, 2015, Vol.XI, n°5
GRATIEN V. Le «malade mental», cet anxiogénique-anxiolytique du politique et des médias EDIMARK SANTE, La Lettre du Psychiatre, 2015, Vol.XI, n°6
KOHLBERG L. The psychology of moral development HARPER & ROW, 1984
LEVI G. SCHMITT J.C. Histoire des jeunes en occident SEUIL, 1996
LIPANI M.-C. Les reconfigurations de l'activité journalistique EDIMARK SANTE, La Lettre du Psychiatre, 2015, Vol.XI, n°6
MOTTET G. Etre soi-même dans un monde connecté : un défi pour les adolescents de la génération digitale EDIMARK SANTE, La Lettre du Psychiatre, 2015, Vol.XI, n°5
PEUGNET C. La relaxation comme un rituel de passage de l'adolescence.» Renaissance de la relaxation dans le dispositif des psychothérapies «PENTA Editions, Col. «Psychanalyse, médecine et société», 2013
PEUGNET C. VOGEL E. A ton image: la peur de l'adolescent en relaxation psychothérapique. Actes du 10ème Colloque de la S.F.R.P., 2005
PIAGET J. Le jugement moral chez l'enfant P.U.F., 1932
RANTY Y. Le training autogène progressif P.U.F., 1990
RANTY Y. Le corps en psychothérapie de relaxation L'HARMATTAN, Col. «Psychologiques», 2001
SAPIR M. Limites et relaxation P.U.F., Col. «L'esprit du temps», Revue Française de Relaxation Psychothérapique, 1997, n°17
WINNICOTT D.W. Processus de maturation chez l'enfant. Morale et éducation. PAYOT, 1969
WINNICOTT D.W. L'enfant et le monde extérieur. Quelques aspects de la délinquance juvénile. PAYOT, 1969
WINTREBERT H. La relaxation de l'enfant L'HARMATTAN, Col. «Psychologiques», 2003

Le militaire et l'espace sensori-tonique de la relaxation: une rencontre possible pour parler corps

Mme Aurore Juillard

Résumé

Lorsque l'on parle Corps au militaire, il s'agit de son appartenance à une unité. Un groupe dans lequel il s'engage pleinement, une collectivité dans laquelle l'individu s'efface au profit du groupe. Lorsqu'il s'agit de définir leur propre corps, des caractéristiques de puissance, de force, de dépassement de soi, de maîtrise et de contrôle des émotions sont mises en avant. Au sein des hôpitaux des armées, nous rencontrons ces militaires blessés pour des suivis en psychomotricité et notamment en relaxation. Ils sont blessés parfois physiquement et souvent psychiquement. Ces dernières sont maintenant reconnues. Elles viennent marquer une rupture avec leur corps militaire. Les sentiments d'abandon, de perte, de non reconnaissance sont au premier plan et renforcent d'autant plus la distance avec leur propre corps. Ils sont écartés de leur appartenance au corps militaire et un écart augmente avec leur corps qui les lâche. Alors comment, dans une rencontre où il s'agit de proposer un espace d'attention au sens et au tonus, vont-ils pouvoir s'investir? Comment s'autoriser à sentir quand on se l'est interdit et quand un traumatisme est venu d'autant plus bloquer l'accès au sens ? L'enjeu de la relaxation est peut-être de donner un espace au corps.

Psychomotricienne à l'Hôpital d'Instruction des Armées (HIA) Desgenettes de Lyon, je suis civile de la défense. J'exerce dans une enceinte militaire avec des collègues qui sont soit civils soit militaires. Nous sommes huit psychomotriciens-nes à exercer dans les hôpitaux des armées et nous proposons la relaxation comme thérapeutique possible à la rencontre des militaires. Nous sommes tous civils.

Dans l'hôpital de Lyon, nous recevons une patientèle d'environ 80% de civils.

La prise en charge du blessé militaire, blessé de guerre a toujours fait partie d'une priorité pour le service de santé des armées. Différents spécialistes se rendant en opération extérieure (OPEX) permettent une prise en charge de terrain, d'emblée, des traumatismes tant physique que psychologique. Les HIA assurent les suivis dans un 2ème temps.

61

Le thème des trente ans de la SFRP nous amène à l'essence même de ce qu'est la relaxation à savoir un espace relationnel offert au patient pour rencontrer son tonus, l'ajuster, sentir et penser son corps. Pour débuter, penchons nous sur l'image renvoyée par le militaire: une personne forte, un visage figé, sans émotion exprimée, qui ne vacille pas quoi qu'il arrive. Une personne qui parle peu, surtout pas de ses ressentis... bref une représentation collective d'une personne qui est là pour nous défendre coûte que coûte. Cette image du militaire paraît bien loin de là où l'on tente d'accompagner nos patients, à savoir, une attention à leur corps, une écoute et une expression de leurs émotions juste et adaptée à la situation. Alors comment va s'articuler la rencontre entre le militaire et la relaxation, quels intérêts dans l'accompagnement du militaire blessé ? Nous allons tenter ici de réfléchir à cette relation. Réfléchir aux sens du militaire, à l'évolution de ses sens lorsqu'un traumatisme est présent. Comment s'autoriser à offrir un espace sensoriel à son corps quand notre identité professionnelle peut être pensée à l'inverse de cela?

Être militaire, c'est appartenir à un corps, à une unité. Des termes que l'on retrouve dans la pratique de la relaxation thérapeutique sauf que le militaire s'engage dans un corps qui n'est pas le sien. Il signe en quelque sorte une appartenance à un groupe qui va faire corps avec lui. Pour intégrer ce corps, il doit valider des épreuves médicales (donc en lien avec son intégrité physique globale), des épreuves sportives (pour montrer sa force), des épreuves psychotechniques, etc. Lorsque le dossier est accepté, il part en régiment pour suivre une formation dans ce nouveau statut de soldat. Il est d'emblée sous entendu d'être solide psychologiquement par rapport aux situations difficiles rencontrées. Le militaire est aussi soumis à une instabilité géographique, il est muté régulièrement et rapidement, ce qui peut également amener un environnement plus fragilisé, un cadre moins sécure ou moins rassurant, il doit donc posséder des capacités d'adaptation certaines. Rappelons également l'importance du travail en équipe et l'esprit de collectivité inhérent à cette fonction. Etre militaire c'est également porter un uniforme : qui présente la même forme, la même constance, qui ne permet pas de percevoir les différences. « Porter l'uniforme » c'est être soldat, « quitter l'uniforme » c'est quitter le service militaire. Un uniforme pour être identifié et d'autant plus marquer son appartenance à un groupe commun, uni. On peut ici bien sûr penser à tous nos métiers qui nous amènent à porter un habit reconnu et reconnaissable à la fois comme protection et identification. Une patiente me parlait de son « déguisement » qui lui permettait de se cacher et cacher ses émotions. Ne parle-t-on pas de tenue de camouflage ? Avec notre réflexion psychomotrice, nous pourrions presque dire que le militaire est amené à vivre dans un corps pour s'exprimer au profit de la collectivité alors que lorsque l'on évoque la dimension psychomotrice du sujet, nous souhaitons amener la personne à vivre dans son corps pour s'exprimer dans la collectivité. Être militaire, c'est donc s'effacer au profit de la collectivité alors que la relaxation va avoir entre autres des fonctions esthésique et narcissique si nous reprenons les propos d'Y. RANTY.

La prise en charge du blessé militaire a évolué au fil des années avec une attention maintenant plus particulière à la blessure psychique. Un accompagnement singulier a pu se créer pour soutenir le militaire blessé et penser à sa réinsertion professionnelle. Il existe des « sas de décompression » au retour d'opération extérieure (OPEX). Une fiche de suivi opérationnel est mise en place avec les patients vus à un mois, trois mois, et six mois. Les cellules d'accompagnement ont été au départ mises en place pour les militaires qui ne sont plus en activité en lien avec le service. Actuellement, elles prennent en charge 43% de militaires en activité. Si le militaire ne peut plus répondre aux exigences du cadre, il lui est maintenant proposé par l'intermédiaire d'une cellule d'aide aux blessés de l'armée de Terre (CABAT) par exemple, une attention plus juste. Des programmes sportifs (« stage de reconstruction par le sport ») adaptés à leurs rythmes peuvent être également un des outils de réinsertion. En 30 ans, nous ne pouvons que constater une évolution certaine de la façon de penser le militaire dans la société.

L'espace sensori-tonique du militaire
Le statut de militaire amène la personne à une sorte de rupture de l'attention à son corps. Il s'efface au profit de la collectivité et peut être amené à rentrer dans un mode de fonctionnement de perte d'écoute de ses sensations, être dans l'agir avant tout et non dans l'être. Ce point se retrouve dans l'importance d'être musclé et de faire du sport. Nous pouvons donc imaginer alors comme une interdiction plus ou moins consciente qui se pose au militaire, face au fait de se sentir et de s'écouter. Il n'est pas rare d'entendre: « je ne pouvais pas me plaindre alors j'ai pris sur moi », « je ne peux pas avoir mal, il fallait que j'avance », « se plaindre c'est la honte ». Nous imaginons donc facilement la barrière tonique que se construit le militaire pour exercer son métier. Cette barrière ou carapace qu'il se construit comme une défense à se sentir. Penser son

corps est presque une interdiction au départ, et progressivement devient une incapacité.

Ensuite, il y a la question du traumatisme. Dans les états de stress post-traumatiques (ESPT), nous connaissons le vécu de sidération psychique où le patient n'a en quelque sorte plus accès à une pensée rationnelle. Dans les soins psychomoteurs auprès de ces patients, il est pratiquement systématique d'observer ce que nous pourrions qualifier de trouble sensoriel, comme définit dans un déficit neurologique. Le parallèle que je propose avec une atteinte neurologique n'est pas anodin. Les travaux notamment de M. Trousselard, nous montre la réorganisation cérébrale qui existe chez les patients atteints d'ESPT. A la fois le conditionnement de peur vient entraîner une hypervigilance au niveau de l'amygdale et des répercussions sur l'hippocampe qui viennent perturber la mémoire. Un dysfonctionnement cognitivo-comportemental est reconnu dans le DSM V. Ces perturbations entraînent des défaillances dans les réseaux d'accès sensoriels. C'est pour cela que je parle volontiers de sidération sensorielle dans le traumatisme, qui mêlerait une sorte d'anesthésie psychique et d'anesthésie neurologique, avec toutes les répercussions que l'on peut imaginer sur le plan psychomoteur. Une sidération qui se chronicise chez le patient traumatisé. Alors la carapace tonique qu'il présente joue peut être aussi son rôle de barrière pour l'accès au sens, contribuant de plus à la perte du sens de sentir pour ces patients.

Une rencontre en relaxation

En premier lieu, il y a l'idée d'offrir un espace-temps d'écoute au corps.

Lorsque Monsieur B s'engage, il est venu chercher « un groupe, un ensemble ». Il souhaitait se sentir « agir et être en action », « être dirigé, cadré et suivre des ordres ». C'est d'ailleurs pour cela qu'il a rejoint l'armée et quitté sa famille pour trouver un cadre qui le soutienne. Toutes ces choses, il les a trouvées, et il était bien. Il a fait de nombreuses missions. Au Kosovo, il décrit « beaucoup d'armes, de grenades, je me disais que c'était normal car je suis militaire ». Il peut préciser « quand on est formé militaire, dans la logique, on boit un coup et on repart ». Après ces premières années, il note le début des troubles du sommeil et des perturbations du comportement. Il ira en Côte d'Ivoire où il évoque « des tensions, pressions ». Il va un peu moins partir au moment où il a son deuxième fils mais il ressent le « besoin de partir ». Il ira au Liban, à Djibouti. Nous retrouvons l'action nécessaire qui le tient, et qui fait qu'il ne s'effondre pas à ce moment. Une OPEX le marquera particulièrement, en Afghanistan car il en reviendra sans son camarade dont il a du « ramasser le corps » et précise « je vais fermer le sac mortuaire d'un ami ». Lorsqu'il reçoit l'appel d'un soldat français touché, il se précipite en équipe en véhicule sur le lieu où la mine a sauté. En arrivant, lorsque les portes du véhicule s'ouvrent, son chef annonce le nom de celui qui est mort. Il décrit « une rupture », « tout s'est arrêté, c'était le vide ». Il décrit un changement dans sa façon de faire, « j'étais à fond quand on a reçu l'appel et là, d'un coup, mon corps avait du mal, je n'ai pas cru que ça pouvait être lui car je lui avais parlé quelques heures avant ». « On l'a porté, il était en sang, déjà mort, nous n'avons rien fait alors que je savais faire, mais il était déjà mort ». Cette rupture apparaît d'emblée dans ses pensées avec un blocage cognitif et dans son corps qu'il décrit « faible » et « pas à la hauteur de ce qu'il doit être ». A son retour d'OPEX, il se décrit « bizarre », il repartira en mission en Nouvelle Calédonie puis au Mali et son dossier militaire « sera mis à l'écart » selon ses mots, une mutation sera refusée. Il va refuser d'autres missions, va rencontrer un médecin dans le civil puis au régiment avant son orientation à l'Hôpital d'instruction des armées Desgenettes. Il est figé sur son fauteuil face à moi quand il me raconte son histoire. Rigide, il ne bouge pratiquement pas, rien ne dépasse, seules ses lèvres bougent et son regard me fixe, comme pour que je comprenne sans qu'il en rajoute. Il semble totalement bloqué, retenant tout ce qu'il peut en émotion, les mots sortent mais par saccades, d'une voix basse. Il dira « je sais qu'il faut que j'en parle mais je n'y arrive pas. Je veux aller vite mieux c'est pour ça que je suis là ». Un « vite » reçu dans notre rencontre comme un appel d'urgence (et je me réfère ici au colloque de Lyon de la SFRP) et également aussi comme une volonté de faire vite pour éviter de penser ou encore de sentir. Il est hospitalisé en service de psychiatrie pour un état de stress post-traumatique.

Dans notre rencontre, je lui propose un temps pour lui. Un temps d'écoute à son corps en relaxation. Se poser... c'est bien là le problème. Monsieur B est dans l'agir. Il veut que l'on fasse quelque chose en séance, est frustré s'il n'a pas de rendez-vous dans la journée ou si les rendez-vous sont annulés. Cet agir vient l'empêcher de penser et c'est bien ce qu'il cherche, surtout ne pas penser. Il se présente donnant l'illusion du contrôle par la pensée. Il s'agit d'emblée d'établir une relation suffisamment sécure pour qu'il accepte de se poser. Allongé sur le matelas, je suis à proximité. En proposant d'emblée cette attention au corps en relaxation, le patient sent une écoute de ses symptômes qu'il met en avant et qu'il souhaite résoudre. Au départ, les plaintes tournent autour du corps, pas des pensées. Notre approche corporelle permet de le rassurer sur cette prise en compte de ses plaintes et progressivement nous l'amenons à la mise en sens. Je n'impose pas la fermeture des yeux, il est important qu'il prenne son temps. Fermer les yeux, peut amener chez le patient une ouverture aux images traumatiques qui l'envahissent. Le laisser les yeux ouverts, c'est aussi lui permettre de garder un sens primordial en action: la vue. Rappelons ce que disait M. JEANNEROD dans l'importance de la vision et des liens aux sensations : « nous sentons notre bras là où on le voit et non l'inverse ». Alors permettre au patient de garder ses yeux ouverts, c'est venir aussi stimuler et mettre en avant ses sensations. Le rassurer sur « où est son corps », où est le thérapeute et l'environnement « nouveau » de la salle de psychomotricité. Je le soutiens par ma présence et mon toucher jusqu'à qu'il puisse être attentif à son corps. Son bras bouge, tremble. Il s'agace, n'arrive pas maîtriser ses mouvements. Après ces temps d'attention au corps, il s'agit de mettre en mots ses sensations. Les décrire, chercher des liens, associer aux images et à son histoire. Il arrêtera de trembler au niveau du bras lorsqu'il évoquera le lien avec la faiblesse ressentie lorsqu'il a du porter le corps mort de son ami. Lorsqu'il a porté son camarade, il dira : « J'ai dû m'arrêter car mon bras n'a pas tenu ». Il s'en veut « je n'ai pas tenu alors que je devais », « c'était ma mission ». La difficulté d'accepter une faiblesse de son corps. Par le travail en relaxation orienté sur une partie du corps, dont les bras, il parvient à mettre du sens sur ce qu'il sent en séance. Cette culpabilité qui s'est certainement traduite dans l'instant par cette perte de force et qui s'est progressivement somatisée par des tremblements dans la même zone corporelle. Je touche donc ce bras, et me place à ce niveau pour qu'il sente simultanément ce tremblement et autre chose. Au fur et à mesure des séances, il va re-découvrir du plaisir dans son corps, re-commencer à sentir. Progressivement, son tonus se relâchant et s'adaptant à son quotidien, il va avoir à nouveau des images positives, comme si le processus cognitif se relançait. En reprenant conscience des bonnes sensations dans son corps, son tonus s'abaisse, il est plus ouvert sur lui et sur les autres, plus à même à s'exprimer. Cela se voit dans sa posture, qui s'apaise, et dans des expressions du visage spontanées plus lisibles. Une harmonie tonico-émotionnelle se dessine progressivement. Par la relaxation, l'amener à sentir pour mettre du sens.

Sentir son dos. Le dos, l'axe, ce représentant corporel de notre verticalité, notre identité d'homme debout. Le travail autour de l'axe corporel va être pertinent, tant dans l'étayage qu'il apporte au sentiment de soi, que dans la sécurité qui peut venir soutenir l'existence de ces patients. Je l'entends comme défini par S. Robert-Ouvray comme la capacité de tenir seul dans son espace psychique. Il n'est pas rare d'entendre les patients dire « je ne sens pas mon dos », comme s'il n'existait plus. Lorsqu'ils parlent de leur axe, n'est-ce pas d'eux dont ils parlent? Amener à sentir leur axe, leur dos, pour mieux se sentir globalement. Les amener à explorer les possibilités de sentir les mouvements de la colonne, des vertèbres, sentir la solidité de la structure osseuse de la colonne vertébrale. Petit à petit, amener à la perception d'un corps unifié autour de cet axe. Un corps vertical, ils sont debout. Dans le travail en relaxation, je trouve intéressant de prendre un temps pour cette attention, à cette partie du corps, dans une ouverture au travail sur l'identité: identité d'homme en vie, et de militaire.

Je pense ici au blessé militaire qui présente une blessure physique. Je vous parle un instant de Monsieur C qui lors d'une attaque d'un camp français sera touché par une balle qui va traverser son mollet. Il sera évacué puis rapatrié en France le lendemain. Après un suivi tout d'abord chirurgical important, il sera transféré pour une rééducation. Lorsque je le rencontre dans ce cadre en psychomotricité, il met en avant un sentiment d'abandon de son corps, une perte de ses repères. Il vit ce qu'il décrit comme « un vide » quand il parle de sa blessure, comme si une partie était restée sur le terrain de guerre. Progressivement, le travail psychomoteur autour des sensations pour l'amener à mettre du sens dans son « nouveau » schéma corporel va lui permettre de ressentir à nouveau du volume dans son corps et sentir « du plein ». Les temps de relaxation offerts lors du suivi vont permettre une attention au corps différente. Ici, les yeux fermés, le patient va se laisser surprendre par redécouvrir le fait d'être touché: ne pas être touché au sens militaire du terme comme atteint dans son intégrité mais touché pour percevoir sa globalité, son unicité, son enveloppe solide. L'importance du toucher en relaxation a tout son sens dans ce cas où ce sens va aussi être là pour travailler la relation à l'autre et la relation à son corps, son enveloppe, ses sensations. Au travers des sensations, du toucher, de l'axe, de la remise en mouvements, Monsieur C refera un dessin du corps où il mettra du volume dans chaque partie et positionnera ses bras en l'air dans un dessin en signifiant « c'est une victoire, je suis debout ». A nouveau, le rappel à l'axe et la verticalité qui vient rassurer, retrouver son corps et son identité. Dans le cas de la blessure physique, le patient met en avant une « peau » qui a lâché. Ainsi, physiquement, elle a perdu ses sensations et sa propriété de contenant, entre autres. Une opération peut permettre sa réparation pour combler physiquement le « trou » mais que le patient décrit encore comme difficile d'approcher, de toucher, il redécouvre progressivement des sensations. Et de la même façon que l'on proposera au patient de faire des séances seul à la maison, il sera aussi intéressant de l'amener à se toucher, toucher son corps, sa blessure comme pour venir panser et relier ses pensées dans le traumatisme. Le patient peut passer par la peur que « ça lâche à nouveau ». Je ne peux m'empêcher de me demander quand il dit cela, s'il parle de sa peau uniquement physique, ou de sa peau psychique, évidemment.

Ainsi, chez les blessés physiques, l'atteinte de leur peau dans ses composantes psychiques se ressent au travers de la perte des sensations qui peuvent rassurer le patient. Et alors l'hypertonie, vient aussi signifier cette perte comme une défense à ce « trou », la rupture qu'elle a entraîné. Un autre patient atteint d' ESPT, évoque « j'en ai plein le dos mais je ne le sens pas ». De quelle sensation me parle t-il? il se dit douloureux tout en précisant ne pas sentir. Comme si la blessure était venue figer et bloquer ses sensations, l'empêchant d'assumer à nouveau de se sentir debout et d'être debout.

Pour conclure

Offrir une attention à l'espace sensoriel et tonique du militaire est possible. La relaxation dans sa pratique de rencontre, de relation, de thérapie et non dans son application comme utilisation à l'optimisation du potentiel des militaires (techniques dites de « relaxation » proposées aux militaires). Cette espace de soin est avant tout l'espace d'une écoute à leur corps, qui s'était peut être perdue dans l'exercice de leur fonction, alors que la répercussion psychomotrice du traumatisme est venue, de plus, bloquer l'accès à leurs sensations. Il s'agit ensuite dans la pratique de la relaxation de s'adapter, comme avec la fermeture des yeux ou encore le travail sur le dos. Tout ce travail doit aussi se penser dans la limite qui peut exister à amener les militaires à sentir. En effet, peut-on se permettre en quelque sorte de défaire ce qui a permis de construire leur identité professionnelle? En offrant une possibilité d'écoute de son corps, nous amenons la personne à mieux se connaître et ainsi faire des choix en fonction de ses capacités et envies. Appartenir à un Corps ne peut pas se substituer à avoir et être un corps. Le militaire par son appartenance commune, porte un « uni »forme reconnaissable pour lui et les autres. Cela reste une tenue sur un individu. Cette notion d'individu sera primordiale à pointer de nouveau dans le travail en relaxation. Individu sensible pensant, et non utilisant un corps accessoire.

Bibliographie

AUGE A., Rejoindre les rangs après la blessure. La réinsertion en milieu militaire du soldat blessé, une expérience sociale singulière, socio-logos, 2014

ANZIEU D., Le Moi-peau, Dunod, 1995

CANINI, FREDERIC, TROUSSELARD, Les axes de recherche des états de stress post-traumatiques », Perspectives Psy, vol. vol. 49, no. 1, 2010, pp. 31-33.

CROQ L., Les traumatismes psychiques, Masson, 2014

DAUDIN M., DEFONTAINE D., Blessure psychique et vécu corporel : prise en charge conjointe psychiatre-psychomotricien, Annales medico-psychologiques

MARTY P., La psychosomatique de l'adulte, PUF, 1990

MOLENDA S., L'ESPT et ses troubles associés, Stress et Trauma, 2009

MONTEAN R., Urgence : une course contre la mon(s)tre, Urgence et Relaxation, Penta Editions, 2017

RANTY Y., Le Training Autogène Progressif, Paris, PUF, 1990

RANTY Y. Les Somatisations, L'HARMATTAN, 2003/1994,

RANTY Y. La Relaxation une psychothérapie d'avenir, 2015

RANTY Y., Le corps en psychothérapie de relaxation, L'harmattan, 2001

ROBERT-OUVRAY S., Le corps étai de la psyché. [https://www.suzanne-ro-bert-ouvray.fr/le-corps-etai-de-la-psyche/], consulté le 16/02/2019

ROTHSCHILD B. , Le corps se souvient : mémoire somatique et traitement du trauma, Bruxelles, Belgique : de Broeck, 2008

SAPIR M., La relation au corps, Paris, Dunod, 1996

THOMAS G., MONTEAN R. , Du faire au dire?: à propos de la temporalité chez le patient alexithymique, L'information psychiatrique, me 86(7), 591-595, 2010

Relaxation par le toucher, expérience en cancérologie

Mme Emilie Charles

Résumé

Cet exposé à deux voix relate la prise en charge en relaxation thérapeutique de patient(e)s atteints d'un cancer, l'une dans un centre anticancéreux (le Centre François Baclesse à Caen) et l'autre dans le cadre de consultations libérales. Deux voies aussi, l'une formée au Training Autogène de Schultz et à la méthode de Michel Sapir et l'autre à la Relaxation Statico Dynamique, pour un même enjeu, celui pour le patient de redevenir sujet de son histoire en se réappropriant son corps. Accompagner le patient par une intériorisation apaisée et relâchée de sensations connues et contenues par l'enveloppement rassurant de la voix et du toucher du relaxateur. Ouvrir des brèches de sensations nouvelles dans un espace intime figé par l'angoisse et la maladie. Retrouver l'unité de son corps réel dans ces moments de vie où c'est le morcellement qui domine, celui du corps, du parcours de soin et même de l'âme ... Tels sont les objectifs affichés qui peuvent accompagner le patient à différents moments de sa maladie et également après les traitements, dans un processus dynamique et libérateur vers un mieux-être. C'est en cela que la relaxation n'est pas qu'un appoint, elle est thérapeutique en elle-même et ce, d'autant plus que la proposition de prise en charge est précoce.

La relaxation s'installe dans le champ thérapeutique, sous l'œil bienveillant de la médecine conventionnelle. L'heure est aujourd'hui à considérer ces approches comme complémentaires, on parle même désormais de médecine intégrative.

Pour ma part, je travaille en transversalité avec différentes professions autour de la personne suivie en cancérologie. C'est au sein d'un même service que ces intervenants exercent : le service des soins de support…

Soins de support … Les termes sont choisis. Supporter l'insupportable : tel est l'enjeu de l'accompagnement proposé, considéré donc en ce sens comme un soin à part entière.

L'OMS définit les soins de support de la manière suivante : Ensemble des soins et soutiens nécessaires aux personnes malades, tout au long de la maladie, conjointement aux traitements oncologiques ou onco-hématologiques lorsqu'il y en a.

Cadre de la demande

Je suis formée à la relaxation psychothérapique par le training autogène de Schultz, et la relaxation à inductions variables. La demande est disparate et jamais psychothérapique d'emblée. Les patients viennent chercher un espace dans lequel ils pourraient trouver un outil pour s'échapper (première demande), ou plutôt affronter... Il semble donc adapté de choisir la variabilité des approches pour pouvoir s'adresser au plus près de la demande...et des exigences institutionnelles.

C'est par une approche du soin en tant qu'infirmière que j'ai pris la mesure de l'enjeu du toucher dans la démarche en relaxation. « Le toucher-soignant » se pose comme une entité dans le jargon infirmier, avec toutes les idées reçues qu'il implique... comme plaquées sur un terme galvaudé : « papouilles », « frictions », « effleurages », « caresses »... Autant de termes éloignés du sens que l'implication du soignant peut y mettre.

C'est par mon approche du soin en tant que relaxateur que j'ai intégré cet outil comme apport thérapeutique de choix. Non pas outil unique, mais outil complémentaire, utilisable dans certaines situations.

Angle théorique

Nous pourrons évoquer, comme prérequis théorique, certaines notions faisant directement référence aux enjeux dans l'approche du toucher. Il s'agit surtout de poser cet angle comme piste de lecture des vignettes cliniques à suivre :

Les expériences de Bowlby ont certainement été devancières dans la considération du contact dans la relation à l'autre. C'est sous un angle sociologique et éthologique qu'il a perçu et défini l'importance de la place de ce sens parmi les cinq, dans sa description de l'attachement envers les figures parentales.

Didier Anzieu quant à lui s'y est penché sous un angle analytique. Il se réfère directement à la dimension tactile comme garante de la construction psychique. Le Moi-Peau est un concept largement diffusé dans le corps soignant, qu'il ne nous semble pas nécessaire de développer ici.

C'est Hall qui a fait référence, dans son concept de proxémie, à ce qu'il nomme la distance intime. Pour se focaliser sur cette distance en question lors de l'approche en relaxation psychothérapique, (inférieure à 45 centimètres), c'est l'engagement corporel et le contact physique qui dominent la conscience des personnes en interaction.

L'enjeu est ici fondamental, dans la mesure où les trois registres auxquels renvoie cette distance intime sont :

- la violence/l'agressivité,
- la sensualité/l'érotisation,
- la protection/le réconfort.

Là est donc toute l'importance du positionnement du relaxateur, qui doit être au clair sur ce qu'il donne à interpréter. Le relaxant peut d'autant plus se tromper de message que la barrière est fine dans ce contexte du corps touché ! En relaxation, Schultz intègre le contrôle du tonus par le relaxateur dès le cycle inférieur. Par cette induction tactile, sens est donné au psychocorporel.

En cancérologie, c'est à la fonction contenante du toucher que l'outil fait appel : un corps morcelé dans l'hyperspécialisation médicale, qu'il s'agit ici de rassembler. Les examens, les auscultations (que la médecine préfère nommer « palpations »), les imageries, les invasions barbares que parfois le corps ainsi « matérialisé » doit subir ! Autant d'agressions à l'enveloppe Moïque du patient, qui viennent remettre en question sa subjectivité même. Réunifier donc ce corps « désolidarisé » des affects, pourtant profonds et archaïques mobilisés dans une telle épreuve. (pulsion de mort, Eros et Thanatos).

Cette fonction contenante vient faire écho à la régression dans laquelle le relaxant se place à son « entrée » dans la démarche psychothérapique, s'il a choisi d'y aller… La relaxation, quelle qu'en soit la technique, fait appel comme toute approche psychothérapique à cette régression nécessaire au travail ainsi engagé, et le toucher peut ainsi en être le « révélateur ».

La particularité de cette approche par le toucher vient de l'engagement réciproque objectif dans la relation transférentielle. Dans cette rencontre de corps à corps, le toucher met en relation directement deux êtres. Le peau-à-peau (celle du relaxant, celle du relaxateur) signe l'objectivation de la relation, pour permettre là aussi une subjectivation du patient.

La rencontre avec l'Autre passe donc par la relation au corps, sans médiation. C'est là, à la fois le paradoxe et l'intérêt de cette médiation corporelle, finalement immédiate. L'implication du relaxant, est « palpable », elle est également sensorielle.

Expérience en cancérologie

Pour un patient en cancérologie (au Centre François Baclesse) la demande n'est pas d'emblée psychothérapique : on vient voir « l'infirmière qui fait de la relaxation ». Mais l'injonction sous-jacente en revanche est toujours thérapeutique !! « soignez-moi ! ». C'est donc dans le para-verbal que peut se jouer l'entrée en relation : la poignée de main, la main sur l'épaule, l'enveloppement de la zone douloureuse…

C'est par cette entrée en relation que peut se jouer la demande, voire la réorientation du patient.

Pour illustrer ces propos, je propose de s'intéresser à trois vignettes cliniques. C'est en effet en confrontation à la clinique que la réflexion autour des enjeux peut s'engager.

Vignettes cliniques

Trois situations qui m'ont interpellée:

Monsieur M a 27 ans.

Il est adressé en relaxation par la psychologue, dès son premier entretien, face à ses manifestations anxieuses exacerbées.

Monsieur M a une Histoire dans la maladie… Une dimension générationnelle difficile à porter. Il a été suivi et opéré d'un myosarcome, laissant une cicatrice objectivement mutilante tant elle est étendue et irrégulière. Cette opération est intervenue il y a neuf ans, chez un post-adolescent en pleine construction de sa vie d'adulte. Et cette opération a stoppé cette construction, ce devenir.

Pour autant, ce n'est pas ce qui l'amène à la consultation. Il est adressé à nos services par le biais de la recherche oncogénétique. Son père est décédé d'un cancer du côlon il y a quatre ans, et la question du risque de récidive, voire de nouveau cancer se pose.

Un décès… son Père … c'est là que Monsieur M. situe le nœud de ses difficultés actuelles, soulevées à l'occasion de cette recherche génétique.

Par un faisceau d'échanges et de biais, je m'engage avant même de l'avoir rencontré, vers une approche par un massage du dos. Je suis focalisée sur les manifestations anxieuses, type tremblement, décrites par la psychologue, et je n'ai pas saisi alors l'ampleur du stigmate charnel que représente la cicatrice. Le soin est proposé de manière fluide mais affirmée : c'est la psychologue qui l'adresse… je suis infirmière… je vais lui faire un massage du dos.

Le soin permet un échange verbal au cours duquel Monsieur M. livre une problématique addictive qu'il met alors au premier plan. C'est pour ça qu'il est « comme ça » (sic), ce sont les jeux en ligne. Jour et nuit. … en fait non… il est comme ça depuis le décès de son père… Puis les mots s'espacent, laissant place à une convergence sur ses sens. Le soin le « calme »… Il réalise qu'il n'a jamais été touché « à ce niveau-là », que c'est la première fois que quelqu'un pose les mains sur son dos depuis son opération. Que c'est la première fois qu'il a accès par les sens à ce qu'il a « derrière lui »…

Au cours de la deuxième rencontre, Monsieur M. évoque les liens avec son père, mais surtout la place qu'il a souhaité prendre au sein de sa famille : il élabore des pistes autour d'un rôle à reprendre, d'une image à tenir. Il s'est désormais placé dans une fratrie (un frère plus âgé, une sœur plus jeune), et me parle de sa mère, chez laquelle il vit. C'est autour de cette problématique évoquée qu'il s'est dégagé du tourbillon des affects, et a pu entrer en travail psychothérapique avec ma collègue psychologue. La complémentarité des approches a permis un question-nement plus profond, plus rapidement.

Ce dos, touché pour la première fois, ce contact enveloppant,… maternant,… ces angoisses ainsi contenues,… ce nœud autour de l'enfant qui a dû cesser de grandir, mais qui voulait être le père a pu se jouer dans les échanges dans son travail psychologique: il semble que le contact tac-tile ait pu percer un accès jusqu'alors fermé, une brèche ouverte vers l'inaccessible : la sensorialité donne sens. On ne peut ici considérer qu'il se soit agi d'un simple tremplin dans l'avancée psychothérapique.

La périodicité des rendez-vous est conditionnée par les obliga-tions du service. A ce jour, la prise en charge se poursuit, de manière plus espacée pour ma part, mais toujours régulière, et plus suivie pour ma collègue psychologue. L'ancrage tactile, concret, vient réactiver ainsi ce qui se joue dans la relation transférentielle.

Madame P a 68 ans.

Elle est suivie pour un cancer urologique, dont les traitements ont engendré des manifestations cutanées envahissantes. Un rash cutané a laissé des lésions squameuses de type psoriasique.

La première rencontre s'est déroulée autour d'une séance de trai-ning autogène. Le contact est facile, l'échange verbal apprécié. Comme un besoin de démontrer la richesse d'un statut et d'une vie sociale. Se ras-surer en énumérant toutes les activités, toutes les personnes ayant elle-même un certain statut social qu'elle côtoie. Mais la brèche anamnestique est un peu déstabilisante. « J'ai juste besoin de me détendre… je cherche juste un moment pour me relaxer ». La poursuite de nos rencontres se fera autour d'un massage, c'est décidé !

Le massage… toucher sa peau qui porte les stigmates de la maladie… S'assurer d'abord que j'accepte de la masser, parce que les esthéticiennes refusent ! Se mettre à nu dans sa vulnérabilité… La démarche n'est pas neutre.

Le soin se réalise sans que Mme P n'ait de contact visuel avec moi … se fait dans son dos ! Et c'est là qu'elle parvient finalement à poursuivre la brèche entamée lors de notre rencontre précédente : l'intime est là, mais il n'est plus honteux… Il est visible, mais pudique… C'est justement la solitude qui pèse. Toucher le dos, c'est toucher ce qui doit rester hors de sa vue… mais en même temps, c'est activer une démarche de questionnement autour de cette vie sociale apparente, mais surtout autour du vide ressenti.

Le toucher va alors s'intéresser à l'enveloppe, celle-là même qui fait défaut. La résonance sur le plan social peut se cacher : le maquillage, les vêtements, les artifices… Mais l'intime est là, le ressenti est là…

En fin de soin, les mots sortent : « plus personne ne me touche, je n'ai jamais de câlin ! Personne ne me prend dans ses bras ! J'en crève ! »

Je n'ai pas eu de nouvelles après cette deuxième séance… Un travail touché du doigt ! touché des mains ! Mais resté en suspens pour le moment. Mme P me confiait avoir besoin de sortir de l'établissement, n'étant plus en traitement. Je l'avais incitée à s'engager vers une approche chez un psychologue… juste comme ça… Je me dis que cela a été entendu… ou bien que la coquille s'est refermée, protectrice…

Madame B a 53 ans.

Cette vignette se présente plutôt comme un clin d'œil, une anecdote faisant référence aux stéréotypes et idées reçues avec lesquelles il est parfois nécessaire de jongler lorsqu'on intervient dans une institution hospitalière. La demande est intriquée dans un ensemble de représentations, de biais, de mécanismes et de codes. Il faut donc s'insérer dans ce flou artistique d'une pensée à la fois opératoire et curieuse…

Mme B. est hospitalisée en chirurgie, en séjour post opératoire d'une intervention digestive. L'étape dans le parcours de soin, le lieu, sont anxiogènes, et Mme B verbalise très facilement ses difficultés à gérer.

La demande est formulée par l'équipe soignante, tant elle est volubile et « demandeuse » (sic., jargon paramédical usuel). On me la présente comme quelqu'un qui adore les « papouilles », et on me présente à elle comme celle « qui adore papouiller » … L'entrée en relation ainsi biaisée va être recadrée, doucement… mais sûrement…

Autour de la rencontre, la parole devient envahissante, laissant peu d'espace à l'échange, et constitue même un frein à l'objet de sa demande première.

C'est alors que je lui propose de fermer les yeux, et de chercher le silence… Il s'agit là pour elle d'une véritable exploration, dans l'inconnu. L'idée est de se recentrer sur le sensoriel, sur l'instant, sur une dimension phénoménologique. L'instant est pour elle décrit comme « inédit ».

Combler le silence, remplir le vide de la relation, compenser l'anxiogénéité d'être face à soi… C'est dans cette relation peau à peau que Mme B semble avoir pris conscience d'un autre possible…

En conclusion

Ces vignettes sont proposées pour illustrer comment, à partir d'une clinique naïve, le soignant peut s'insérer dans une démarche thérapeutique. S'adapter à la demande, mais garder le fil conducteur de la relation transférentielle possible.

C'est à la lumière de ces exemples disparates mais révélateurs que l'on peut saisir l'enjeu du lien.

Le toucher est comme un fil d'Ariane cathartique centré dans l'espace des sensations, dans sa dimension préverbale, pointant par-là la corporéité. L'unité, la subjectivation est ainsi suscitée par l'enveloppement, la médiation corporelle étant ici immédiate.

Si la proximité des corps est omniprésente dans le soin, l'accès à l'intime est, lui, plus compliqué à manipuler, à travailler. C'est l'interaction qui prend corps. Il s'agit de donner un sens, au-delà du sensoriel, à cette relation transférentielle et contre-transférentielle. L'abstraction de l'enjeu devient concrète, « palpable ». L'empirisme est alors garant de la qualité de la prise en charge.

L'étayage de la théorie profite à l'implication quotidienne, et permet la reprise d'une réflexion depuis une naïveté choisie et assumée qu'est celle de la prise en charge infirmière dans son pragmatisme… ou comment proposer une fenêtre holistique dans la contrainte lourde du soin.

Bibliographie
D. Anzieu , 1995, Le Moi-Peau, ed Dunod, Paris
Hall E.T., 1984, Le Langage silencieux, ed du Seuil, Paris
M. Sapir ,1996, La relation au Corps, ed Dunod, Paris

F Bonneton-Tabaries, A. Lambert,2006, Le toucher dans la relation soignant-soigné, ed Med-Line, Paris

La relaxation comme apport thérapeutique dans les traitements anticancéreux

Dr Catherine Hurel-Gillier

Mots clés : *relaxation thérapeutique, cancer, sensation*

Le cadre de la consultation

J'ai exercé comme médecin sexologue pendant 30 ans au sein d'un cabinet où consultaient trois gynécologues. Ce sont principalement eux qui m'ont adressé des patientes qu'ils suivaient, des femmes jeunes pour la plupart, atteintes de cancer touchant les seins et la sphère génito-sexuelle pendant la période la plus active de leur vie relationnelle et de leur fertilité. Certaines, qui fréquentaient le cabinet depuis des années, ont consulté spontanément.

Le motif de consultation ?

Au départ il s'agissait de patientes qui avaient évoqué la question de la sexualité avec leurs médecins, probablement parce qu'elles les connaissaient depuis longtemps, en exprimant une plainte, une souffrance profonde liée à leur vie intime et ce sont eux qui me les ont adressées ensuite. L'évocation de la sexualité dans ses différents paramètres (personnel surtout au sens de l'image de soi, relationnel avec la crainte du regard de l'autre et la perte de la capacité de séduire, symbolique dans la mesure où la poitrine et la zone génito-sexuelle sont des régions hautement investies et très « normées » sur le plan de la séduction, physiologique avec l'apparition de gênes diverses comme un œdème du bras ou de douleurs, localisées à la sphère génitale ou pas). De plus ces femmes étaient souvent gênées de parler de « ça », comme si la gravité de la maladie annihilait tous les secteurs de la vie et rendait futile et dérisoire toute recherche du plaisir. Femmes au désir enfui avec au fond d'elles-mêmes sans doute l'espoir de le retrouver un jour, puisqu'elle consultaient. Eros et Thanatos, une pulsion de vie vacillante mais présente.

Une remarque en passant : on pourrait supposer que la sexualité

— au sens large, relationnel, pas seulement au sens génital — n'est pas importante pour des patientes dont le pronostic vital est parfois engagé. Il semble en fait, plusieurs études l'attestent, que cette supposition soit infondée et que les patientes (ou patients) atteintes souhaitent parler de cette dimension de leur vie avec leurs médecins

Le cancer a bouleversé leur vie et quelle que soit sa date d'apparition (survenu des années auparavant ou au contraire très récemment), il fait date dans leur histoire de vie, il y aura toujours un « avant » et un « après ». Et venir parler de sexualité pour ces patientes, ce n'est pas tant d'échanger autour de la fonction sexuelle que d'évoquer au plan personnel, intime (au sens premier du terme, « intima, » intérieur, ce qui vient du profond de soi), tout ce qui la met en œuvre. Et qui se modifie à ce moment là : le regard porté sur soi, l'image du corps, le désir, la séduction mais aussi la chute de son niveau de confiance et d'estime de soi. Et bien sûr le regard de l'autre, réel ou interprété (on le pense perturbé) avec tout ce que cela peut engendrer au plan relationnel.

Ces femmes viennent donc consulter pour évoquer cette dimension de leur vie et, même si certaines sont allées sur des forums - nombreux sur internet, animés par des femmes qui sont passées par là – la parole, l'écoute, l'échange sont irremplaçables et forment le socle de base sur lequel va s'élaborer ensuite le travail corporel.

La relaxation par le biais de la consultation de sexologie : relaxation et sexualité font bon ménage par la médiation du corps. Relaxation et patientes atteintes de cancer aussi qui prennent des chemins corporels différents pour atteindre des objectifs proches.

C'est d'abord par le biais des dysfonctions sexuelles que j'ai utilisé la relaxation. Les dysfonctions sexuelles liées à l'altération de l'image corporelle et/ou à l'impact de la chirurgie et/ou des traitements (de la « mutilation » (sic) à l'absence d'hormones sexuelles avec les conséquences connues sur la trophicité vaginale) et qui provoquent : inhibition du désir sexuel, troubles de l'excitation, dyspareunie, anorgasmie, ces symptômes étant souvent liés soit à un état dépressif (qui entraîne une perte de désir pour tout, à commencer pour la sexualité) soit à un état anxieux (qui empêche tout abandon à ses sensations avec un parasitage mental permanent).

Mais les symptômes présents au premier plan et prégnants, étaient les suivants : une angoisse tétanisante contemporaine de cet état de sidération décrit avec l'annonce de la maladie qui fige l'esprit et les sensations du corps, la perte de son intégrité corporelle avec l'impression d'être morcelée, fragmentée ou « mutilée » en cas d'intervention chirurgicale, un désinvestissement de la zone touchée qui, dans le cas du cancer du sein – qui fait partie de ces cancers dits symboliques et affectifs et qui se voient – bouleverse l'ensemble de l'image corporelle et entraîne une perte globale du potentiel de séduction en même temps que la perte du sein, et puis une cascade de « peurs »(peur de regarder la cicatrice, de la toucher, peur du regard de l'autre, peur de ne plus être « comme avant », « de ne plus être soi-même », « de ne plus se retrouver »). Très peu de symptômes douloureux par ailleurs traités dans le centre antidouleur local.

Ces sensations étaient parfois accrues au cours des soins avec l'utilisation du « on », de phrases comme « ma petite dame », « vous avez votre petite carte »etc…) provoquant une sorte de dépersonnalisation qui accentuait la sensation de s'être perdue, de « ne plus savoir où elles étaient »..

J'ai utilisé la relaxation au début comme appoint, à visée de détente, de pause régressive et unifiante, globalisante, dans ce parcours morcelé. Et très vite comme apport thérapeutique à part entière. Elle apportait des contre-points positifs à tous ces symptômes décrits plus haut : elle apaisait l'anxiété, rendait une unité soma/psyché, permettait un réinvestissement voire une re-sensiblisation du corps entier, redonnait confiance, ouvrait l'avenir avec une acceptation positive de la réalité et une concentration apaisée sur l'instant vécu. Bref, les patientes « habitaient » à nouveau leurs corps, retrouvaient, grâce aux sensations perçues leur « espace » (cf titre du congrès) intime, se sentaient davantage « sujet » de leur histoire, objectivant mieux leur maladie (« j'ai un cancer ») sans se sentir totalement envahie et réduite à la maladie. Les symptômes présentés au début de la prise en charge s'étaient bien atténués mais pas toujours suffisamment pour leur permettre de rependre une vie relationnelle. Auquel cas des troubles existaient avant l'apparition du cancer.

Que s'est-il passé au cours des séances, que j'illustrerai par plusieurs séquences cliniques brèves ?

J'ai utilisé la relaxation statico-dynamique (RSD) , formée par Marie-José Hissard. Cette méthode, fondée par Raymond Jarreau et Reine Klotz en 1955 a comme socle le Training Autogène et Jacobson, associant le mouvement à la détente, ce qui semble t-il permet un ancrage plus profond dans les sensations du corps. Marie-José Hissard a approfondi cette approche en l'emmenant notamment vers une perception du contraste contraction/relâchement plus fine, plus discriminante grâce à l'extrême lenteur du mouvement demandé, vers une focalisation sur les sensations, y compris et surtout les sensations ténues, fugitives, qui émergent alors (ce qu'elle appelle la « cénesthésie ») amenant une concentration sur l'instant vécu plus intense avec l'éprouvé d'une détente en profondeur. Le travail se fait par ailleurs sur le corps réel et non le corps imaginaire comme d'autres méthodes (comme la relaxation analytique ou la sophrologie). Le début de la cure commence par une mise en détente globale, se poursuit par un travail segmentaire de la musculature striée de chaque partie du corps, de la perception de la respiration, de la circulation, des organes des sens, de la peau etc.

Je me suis moins servie des autres apports que sont les « intériorisations », c'est à dire la perception du relâchement des muscles lisses à l'intérieur du corps qui représentent la fin de la cure car les séances n'ont pas duré assez longtemps.

Première séquence clinique :

Adèle, 39 ans, adressée par son gynécologue, pour une éventuelle prise en charge en relaxation. Cancer du sein gauche, découverte fortuite (une « boule » en faisant sa toilette). Pas de chirurgie mais une chimiothérapie qu'elle vient de débuter. Est suivie par une psychologue dans le centre anti cancéreux qui la prend en charge. « Chef d'entreprise », c'est ainsi qu'elle se présente (a repris l'entreprise familiale, une imprimerie, après des études brillantes dans une école de commerce réputée). Mariée, deux enfants, 6 et 4 ans.

La première consultation se déroule difficilement, elle m'exprime son angoisse « à en couper le souffle », son « affolement » et celui de son conjoint sur lequel, dit-elle, elle ne peut s'appuyer. Elle est très agitée, croise et décroise les jambes, respire vite, se demande ce que la relaxation peut lui apporter, ayant essayé une fois « cinq minutes » le yoga dans un club de vacances. Elle me dit aussi répéter les mêmes choses à la psychologue qu'elle voit au centre. On déroule son histoire de vie et décidons d'une séance de relaxation la semaine suivante.

Les séances se feront ensuite régulièrement en même temps que la chimiothérapie, en s'espaçant peu à peu au fil du temps, la patiente ayant suffisamment intégré la relaxation pour la pratiquer seule.

Les séances reprendront de temps à autre, à sa demande, l'induction classique de mise au calme de la première séance. Je me suis servie d'un fauteuil incliné et confortable (et pas de mon divan habituel) en insistant sur la prise de conscience des points d'appui du corps, j'ai surtout cherché à induire le contact, le portage. Et jamais la pesanteur du corps. Dans la RSD on ne propose pas d'éléments suggestifs directs du type « votre bras est lourd » ; en l'occurrence ce qui est proposé, c'est la recherche de la sensation du poids du bras qui, lui, peut induire la sensation de pesanteur (et parfois l'inverse). Je le faisais au début, la recherche du poids du corps, mais la position allongée, l'immobilité et la pesanteur provoquaient une angoisse de mort intense, la patiente « se voyait » morte.

La première séance lui a permis de faire une « pause », de « se reposer », « de reprendre son souffle » et elle a pu, par la respiration profonde, un tant soit peu, reprendre la main sur son angoisse. La séance a été suffisamment « contenante » pour que la patiente s'apaise, et un transfert rapide et intense s'est installé.

A propos du transfert, il est présenté comme le moteur essentiel de la cure, mais on voit aussi que, lorsque la patiente se réconcilie avec son corps, ce fait là devient alors le principal médiateur du mieux-être sinon de la guérison. Je l'ai observé à de nombreuses reprises chez toutes sortes de patientes.

La concentration sur les variations du tonus corporel au fil des séances a permis une diminution de l'angoisse : au cours des séances suivantes, cherchant à faire sentir le « corps réel », je détaillais minutieusement chaque partie du corps en parcourant les muscles striés et les articulations puis j'induisais une prise de conscience de la contraction d'un muscle suivi de son relâchement. C'est la répétition de la concentration sur la perception de la variation du tonus corporel qui a permis la baisse de l'angoisse. Puis le travail fin sur le contraste contraction-détente a affiné les perceptions.

En RSD on va au delà du relâchement, on reste concentré sur le relâchement et on s'aperçoit qu'on relâche encore. On peut alors avoir accès à des perceptions fugaces, insignifiantes et non perçues jusqu'alors qui représentent, selon Marie-José Hissard, « les processus sensoriels de la tonicité au delà de la fin du mouvement musculaire » et c'est cela qui

permettrait au relaxé de s'investir pleinement dans ses sensations et parfois d'y faire naître des images (ce qu'elle appelle la fonction métapho-
risante du corps »). Je précise que c'est bien la sensation qui crée l'image
et non l'inverse comme dans l'hypnose. Ainsi Adèle, en toute fin de relâchement, se retrouvait, jeune fille, faisant la planche en flottant avec des
mouvements imperceptibles au fil de l'eau avec une sérénité qui parfois
la submergeait...

Adèle a trouvé là un moyen de contenir son angoisse et de faire
confiance à nouveau à ce corps qui lui a « fait défaut », grâce aux sensations nouvelles et positives non perçues jusqu'alors, C'est elle qui m'a
dit, à la fin des séances, cette phrase que j'ai plusieurs fois prononcé par
la suite, « je suis devenue copine avec moi-même ».

Deuxième séquence clinique :
Jeanne, 56 ans, adressée par son gynécologue, pour une dysfonction sexuelle (inhibition du désir sexuel). Cancer du sein droit, mastecto-
mie sans reconstruction 2 ans avant, chimiothérapie, en cours de traitement hormonal. Image corporelle très perturbée, ne peut voir ni toucher
sa cicatrice. Refuse la sexualité en raison d'une dyspareunie et d'une absence de ressenti orgasmique (relationnel).

La dysfonction sexuelle de Jeanne, que je vais évoquer très suc-
cinctement, est rencontrée fréquemment chez des femmes qui, après
avoir subi un cancer, ne veulent plus « faire semblant », ne veulent plus
systématiquement « faire plaisir » sur le plan sexuel à leur conjoint et
« utilisent » le cancer comme cause de leur manque de désir. Ce qui, dans
le cas de Jeanne, est bien antérieur à la maladie.

En ce qui concerne l'image du corps perturbée et en particulier
sa très grande difficulté à voir ou toucher la zone « mutilée » comme elle
l'exprimait, la relaxation lui a apporté une aide significative et pour moi,
une « expérience » nouvelle dans l'observation de ce que la clinique peut
nous offrir pour tenter de comprendre ce qui se passe.

En effet ce n'est pas la mise au calme des premières séances qui a
induit un changement, c'est d'abord au moment du travail segmentaire
sur une partie du corps puis une autre avec une contraction suivie d'un
lâcher lent, très lent, infiniment lent en utilisant le minimum d'énergie
pour provoquer la contraction recherchée qu'une modification dans la
perception d'elle-même s'est faite chez Jeanne. Ce travail fin de discrimination des muscles du corps, y compris dans la zone atteinte, au ni-

veau des muscles pectoraux, lui a donné la sensation que son corps était « dense », qu'il avait une « épaisseur ». Puis en continuant le parcours de relaxation, l'éprouvé des sensations de l'épaisseur des tissus, de la peau, de la densité du corps réel et aussi des intériorisations notamment de la circulation et de la respiration a permis à Jeanne d'intégrer de l'intérieur sa dimension corporelle. Elle est partie ensuite de « l'intérieur » d'elle-même pour aller vers la surface sans effroi. Aidée en cela, dit-elle, par le fait que, pour la première fois, j'ai nommé les parties du corps du corps touchées, et « les nommer, c'était les apprivoiser et pouvoir vivre un peu mieux, ou un peu moins mal, avec ce qu'ils désignaient » comme l'écrit Philippe Lançon dans son ouvrage remarquable, Le Lambeau. Les nommer, c'était évoquer la cicatrice (j'ai évoqué les « berges » qui se rencontraient, les cellules qui formaient un pont entre elles). Alors qu'habituellement les mots du relaxateur se traduisent en sensations corporelles, dans cette situation, les mots ont donné une existence à ce qui était rejeté, ont donné corps à cette patiente qui a pu se renarcissiser suffisamment pour se sentir « exister ». Probablement aussi une « autorisation » à évoquer cet endroit du corps d'une façon nouvelle, différente de tout ce qui s'était passé depuis l'intervention chirurgicale.

Conclusion

Avant les séances de relaxation, chargées de tous ces symptômes, les patientes étaient comme extérieures à leurs corps tout en ayant par ailleurs une méconnaissance de son fonctionnement (ce qui du reste m'a souvent étonnée chez des femmes ayant fait des études de santé ou des sportives) et lorsqu'elles parlaient de désir par exemple, elles signifiaient en fait « qu'elles avaient envie d'en avoir » mais ce désir n'était en rien inscrit dans leurs corps, c'était un désir mentalisé et projeté. Alors qu'après les séances, la sensation « d'habiter » leur corps l'emportait sur tout le reste ; la sensation de l'épaisseur des tissus, de la densité de la « chair » a fait remonter un noyau archaïque, primitif et redonné une conscience d'exister et même un plaisir d'exister dans l'instant.

La relaxation a permis d'aller « dedans », « à l'intérieur », « au profond de soi » (on retrouve là le sens premier du mot « intime » souvent évoqué lors du premier paragraphe et de la première consultation « je viens vous parler de choses intimes », sauf qu'il s'agit là maintenant du vécu de son intérieur).

En quoi est-ce psychothérapeutique ? Ou comment la détente profonde et conscientisée du soma remet en mouvement un processus psychique en panne conduisant à un mieux-être.

Habiter son corps, au fond, c'est parcourir l'espace des sensations. Les bonnes et les mauvaises mais l'éprouvé de la relaxation permet aux mauvaises de rester à leur place, de ne pas envahir l'ensemble de l'espace intérieur. Le relâchement obtenu a permis d'accompagner la patiente dans un processus dynamique et libérateur.

La place et le rôle du relaxateur ? L'empathie du relaxateur a bien sûr un rôle fondamental et ce bain régressif de paroles douces enveloppant la relaxée la conduit dans un premier temps vers un bien-être primaire (en général qu'elle n'avait pas éprouvé depuis un moment et très loin de ce que le vécu du cancer génère).

Dans un second temps l'encouragement positif du relaxateur la mène à approfondir plus encore ses sensations contribuant à une prise de conscience de sa globalité, de son unité, séance après séance. Le fait de retrouver des sensations élémentaires (comme de s'abandonner à l'écoute de sa respiration, de se sentir exister dans le mouvement léger du thorax) leur permet de se récupérer dans une continuité du soi.

Enfin le parler sur le corps, du côté du relaxateur comme de celui de la relaxée, avec la capacité donnée de faire le lien entre les sensations, les lieux du corps et les mots contribuent à cette acceptation du « ici et maintenant » et amènent une sensation de vivre mieux.

Bibliographie

- Panagiota Kostopoulou-Groileau, Impact d'une prise en charge par la relaxation psychothérapique sur l'ajustement émotionnel, la qualité de vie et l'image du corps de patients atteints d'un cancer hématologique, hospitalisés en secteur stérile pour un greffe de moelle osseuse.
Thèse de doctorat en psychologie soutenue le 14/12/2015 (Ecole doctorale Sociétés, politique, santé publique à Bordeaux)
- Philippe Lançon, Le Lambeau, éditions Gallimard, 2018.
- Hissard M-J, Les relaxations thérapeutiques aujourd'hui, I.F.E.R.T., tome II, Edition L'Harmattan, juuin 1987, p 126
- Anne Ancelin, Les relaxations thérapeutiques aujourd'hui, I.F.E.R.T., tome I, La relaxation et l'aide aux malades cancéreux, p 361-372
-Isola Josette Boulet, Les relaxations thérapeutiques aujourd'hui, I.F.E.R.T., tome I, La relaxation associée aux traitements de chimiothérapie antimitotique, p 379-389
- Françoise Noël, Les relaxations thérapeutiques aujourd'hui, I.F.E.R.T., tome I, Cohabitation de la chimiothérapie et de la relaxation, p 390-393
- Damasio Antonio, Le sentiment même de soi, éditions Odile Jacob, 2004

Les prises en charge basées sur l'observation de la sensation et du tonus: qu'est ce qui fait valeur?

Dr. Frank Suzzoni

Ce texte est la transcription d'une présentation à support visuel, destinée à amorcer un « Atelier-débat », pour le 14° Colloque International de la SFRP, les 5 et 6 Octobre 2018 , Centre Ravel 75012, Paris.

Argument

Alors que les applications cliniques des Relaxations et leur élaboration théorique se développent continûment, quels sont les éléments de leurs approches qui permettent d'en établir une connaissance pertinente de la part du monde scientifique autant que de la part du public ? Et quel balisage pour les professionnels du soin?

Nous soulevons ici la question de la connaissance que l'on peut avoir, dans la société en général, de ce qu'il en est de nos pratiques, dites de relaxation. Pour la société, appréhender plus précisément une activité à finalité thérapeutique semble prendre la forme de trois ordres de questions:

-est-ce que ça marche ?

-pour qui ça marche ?

-comment ça marche ?

Et ce n'est pas l'ensemble de la société qui dispose des réponses appropriées!

Répondre à la question « est-ce que ça marche (et, pour qui ?)», c'est aujourd'hui mettre en œuvre des procédures d'évaluation. Et cela peut s'avérer rebutant lorsqu'objectiver nous paraît être oublieux de la subjectivité de nos semblables, qui nous est importante. Mais alors, comment faire pour qu'une image juste de nos pratiques émerge de leur propre nuage ? Une formulation apportée par M. Lecointe (1997)[1] est ici intéressante: l'évaluation est une « fabrication de valeur », c'est une « opération de valorisation ».

Reste à savoir comment valoriser la Relaxation qui est mal connue sans y réduire nos semblables, sans déconsidérer la souffrance de ceux-ci. Une partie de réponse pourrait se trouver dans les travaux de la sociologue N. Heinich (2017)[2], qui éclaircit la notion de valeur, et que je paraphraserai ici en « adaptant » ses résultats à notre propos:

« La valeur est la résultante d'un ensemble d'opérations qui affectent une qualité à un objet. La valeur ne se trouve pas *dans* l'objet, mais c'est la conséquence d'un acte ».

L'attribution de valeur repose sur la mesure, l'attachement et le jugement.

La production d'opinion, à des degrés divers et sous des formes multiples, se matérialise dans des jugements de fait et des jugements de valeur, constitués d'évaluations, d'avis, et d'expertises.

Lorsque les jugements individuels se multiplient, l'opinion qui en résulte fragilise les références de l'objet concerné. (Nous croyons que la relaxation thérapeutique est concernée par ce fait, et nous en déduisons qu'il existe un besoin d'expertise autour de nos pratiques, que l'à-venir de leur statut est en jeu).

Toujours selon Heinich, les valeurs sont fixées de façon contextuelle, sont mobiles, peuvent évoluer; elles sont établies par des personnes avec des degrés divers de compétence (un responsable de déontologie ne juge pas de la même manière qu'un passant dans la rue). Il y a donc des métiers de production et de fixation de valeur (et le citoyen ordinaire peut être en désaccord sur la façon d'aborder la valeur de tel ou tel objet). L'opinion d'expert est mobilisée par l'institution ou par un organisme, afin d'aider à la décision. L'expertise entraîne souvent d'importantes conséquences économiques, qui tendent à lui conférer un statut de jugement de valeur, et qui oriente choix et décisions. Les experts sont souvent réunis en commissions, de manière à atténuer les effets de

---

[1] *Lecointe M. Les enjeux de l'évaluation. Paris Montréal: l'Harmattan; 1997. 239 p.*
[2] *Heinich N. Des valeurs. Une approche sociologique. 2017, Paris, Gallimard, 416p. et https://www.franceculture.fr/emissions/la-grande-table-2eme-partie/nathalie-heinich-une-valeur-sure (consulté le 01/03/2017)*

leur subjectivité individuelle, et à partager le risque des conséquences de leurs conclusions.

D'autres éléments également exposés par Heinich nous inté-ressent certainement: la création de normes répond au besoin de valeurs pour l'action (exemple des recommandations professionnelles de la Haute Autorité de Santé (H.A.S.), et des avis de l'Inserm).

Elle note également que :

- pour produire de la connaissance scientifique, il faut se débar-rasser de ses propres valeurs individuelles,

-de plus, on ne sait pas mesurer de façon quantitative des objets qui varient selon le contexte**.**

Ceci soulève la question du type d'approche possible d'une évaluation de la relaxation.

Qualitatif vs quantitatif.

L'impression générale des relaxateurs concernant la difficulté à *mesurer* leur activité n'est donc pas surprenante. Mieux, elle illustre le fait que l'approche qualitative —argumentée depuis longtemps en psychia-trie— et l'approche quantitative se reconnaissent comme des « cultures » différentes, étrangères l'une à l'autre.

Nous n'aborderons pas ici les méthodes de la recherche quanti-tative. À noter qu'Emmanuel Bahans[3] a produit un intéressant mémoire sur les méta-analyses des relaxations.

A titre de modèle d'étude qualitative, dans un domaine aussi dé-licat à étudier que nos pratiques, signalons une *capitalisation d'expérience,* à propos de la présence thérapeutique, et dont le résultat aborde avec précision des éléments particulièrement pertinents dans la relation thé-rapeutique.

« Le but de cette étude (Geller, 2001) est ***d'identifier*** et de ***com-***

---

[3]   *Bahans Emmanuel, Mémoire pour l'obtention du Diplôme Universitaire de Relaxation Psychothérapique, Limoges 2018.*

prendre la qualité de la présence dans la rencontre psychothérapeutique à partir d'une analyse qualitative des réflexions de thérapeutes sur leur expérience de la présence. Sept thérapeutes expérimentés, publiant sur le concept de présence ou fortement impliqués dans ce concept, ont été interviewés au sujet de leur expérience de la présence. Les sept thérapeutes avaient un minimum de dix ans d'expérience dans la pratique de la psychothérapie, et exerçaient comme thérapeutes à l'époque des entretiens.»[4]

Insuffisance de l'antagonisme qualitatif vs quantitatif.

L'antagonisme entre approches qualitative et approche quantitative n'est pas ultime. Pour avoir participé personnellement à plusieurs groupes de lecture de la H.A.S. pour l'établissement de recommandations professionnelles en Médecine, j'ai eu à lire les préconisations publiées dans un guide de 90 pages[5]; j'ai été surpris par la fréquence à laquelle le mot « qualité » apparaît dans ce guide, et je l'ai quantifiée: il arrive au cinquième rang alors que le mot qui arrive au premier rang est: «étude». Ainsi, « un train peut en cacher un autre », pour produire des recommandations à partir d'études quantitatives, il faut que ces études soient *de qualité*.

La scission quantitatif / qualitatif est une réduction. Nombre d'études sont des mosaïques qui « mixent » des principes d'approche dissemblables. C'est le sujet d'une éclairante publication : Falissard & Coll. (2013)[6] établissent une proposition de taxonomie pour la recherche (voir Tableau page suivante), dont l'étude peut nous aider à concevoir une valorisation « sur mesure » des pratiques qui conçoivent dans la présence corporelle l'expérience d'intégration de la vie subjective et de la réalité commune.

[4]   *Person-Centered & Experiential Psychotherapies, vol. 1, n° 1 & 2, PCCS Books, 2002, pp. 71-86 (La présence thérapeutique. L'expérience de la présence vécue par des thérapeutes dans la rencontre psychothérapeutique. Shari Geller et Leslie Greenberg. Traduction: Sandra Pedevilla, Odile Zeller et Jean-Marc Priels , ACP Pratique et recherche n° 1, 45-66)*

[5]   *https://www.has-sante.fr/portail/upload/docs/application/pdf/2011-01/guide_methodologique_recommandations_pour_la_pratique_clinique.pdf (consulté le 28/05/2018)*

[6]   *Bruno Falissard, Anne Révah, Suzanne Yang, Anne Fagot-Largeault. The place of words and numbers in psychiatric research.. Philosophy, Ethics, and Humanities in Medicine, BioMed Central, 2013, 8 (1), pp.18. <10.1186/1747-5341-8-18>. <inserm-00907149>*

Proposition d'une taxonomie pour la recherche en psychiatrie

Trad. F. SUZZONI

Bruno Falissard, Anne Révah, Suzanne Yang, Anne Fagot-Largeault. The place of words and numbers in psychiatric research.. Philosophy, Ethics, and Humanities in Medicine, BioMed Central, 2013, 8 (1), pp.18. <10.1186/1747-5341-8-18>. <inserm-00907149>

Symbolisation des observations	Les relations entre les observations sont obtenues par		
	A) Herméneutique	B) Statistique	C) Equations
1) Littéraire	Psychanalyse, et la plupart des études psychiatriques transculturelles	Analyse de texte informatisée	Nombreux mécanismes neurobiologiques
2) Localement mathématique	Formats ABAB des thérapies cognitivo-comportementales	Epidémiologie, neuroscience cognitive, Imagerie cérébrale	Pharmacocinétique des médicaments psychotropes
3) Globalement mathématique	modèle "spin glass" du fonctionnement cérébral	Absent actuellement de la recherche en psychiatrie [thermodynamique]	Absent actuellement de la recherche en psychiatrie [la physique en général]

Les objets peuvent être représentés globalement de façon mathématique, localement de façon mathématique, ou sans mathématiques.
Les relations entre les objets peuvent être obtenues par un procédé herméneutique, par des équations, ou par des analyses statistiques.

La nécessité d'une démarche scientifique.

Ce ne sont pas les modalités des études qui garantissent la validité d'un exposé, mais le caractère scientifique de la démarche empruntée. M. Blay (2018)[7] nous indique que selon les anciens, cette démarche vise le bien — dans une perspective spirituelle— et que, depuis Euclide, elle est fondée sur le processus de démonstration, et sur celui de déduction. L'ordre démonstratif organise les concepts, les idées, et les imaginaires, et la Science est un système de sélection des idées, à visée descriptive, explicative, éventuellement prédictive. Elle diffère de ce fait du savoir et du savoir-faire, parce que c'est une connaissance structurée et systématisée, qui est donc *toujours transmissible*.

Citons à nouveau Heinich, qui indique que pour produire de la valeur scientifique, il faut se débarrasser de ses propres valeurs individuelles.

Argumentation du bien fondé.

La valorisation des Relaxations n'échappera pas à une part de quantification. Cependant, comme l'indique Heinich, on ne sait pas mesurer de façon quantitative des objets qui varient selon le contexte.

D'autre part, nous tenons d'entretiens directs avec des responsables scientifiques de la HAS, que la base d'une démarche recevable est de disposer d'une « proof of concept ». Nous nous permettons de traduire cette expression par « *argumentation du bien-fondé* », pour éviter le reste d'ombre qui persiste dans ses traductions habituelles en français.

Nous voici donc, pour étayer l'ensemble d'un discours de valorisation, à la recherche de cette argumentation. Là encore, (Heinich), la valorisation se construit dans une tripartition objet/sujet/**contexte** d'évaluation.

Contexte et complexité

---

[7] Blay M. *Critique de l'histoire des sciences*. CNRS Editions, Paris, 2017, 302 p. ISBN : 978-2-271-09184-0, et *https://www.franceculture.fr/emissions/la-conversation-scientifique/ dou-la-science-decoule-t-elle(consulté le 30/8/2018)*

Parler de contexte, c'est évoquer la présence d'éléments, plus ou moins nombreux, qui paraissent en premier lieu adventices à l'objet d'étude, mais qui entretiennent cependant une relation significative avec cet objet. Le fait d'isoler pour les besoins d'une étude fait disparaître le contexte, qui pourtant peut inclure des éléments décisifs pour l'évolution du processus que l'on observe.

Puisque le registre d'appréciation de la valeur est directement lié au contexte, la façon de percevoir la Relaxation par le public ne peut être la même que celle des relaxateurs, et ne sera pas non plus celle des médecins ni des soignants qui n'en ont pas fait l'expérience personnelle.

Chacun valorise selon son propre contexte. Et la Relaxation se retrouve ainsi parfois objet-frontière, par exemple aux confins entre relaxation statico-dynamique et relaxations psychanalytiques. D'où conflits de registres, avec parfois de formidables confrontations...

Recherche d'invariant(s).

L'effet du contexte est présent à plusieurs niveaux dans le problème de la valorisation, tout d'abord au niveau clinique. Il existe un parallèle manifeste avec la difficulté à valider la pratique de l'hypnothérapie, pour laquelle les conclusions du rapport de l'Inserm de 2015 indiquent :

« ...La pratique psychothérapeutique de l'hypnose donne une importance majeure à la notion de présence, à laquelle le patient accède par le biais de ses perceptions sensorielles...».[8]

Egalement, l'intérêt indépendant ou antagoniste de différentes approches théoriques, et les méthodes qui se déduisent de leurs perspectives (autogène, statico-dynamique, comportementale, psychanalytique...), constitue un champ de déclinaisons d'apparence hétérogène car fortement contextuel.

Le statut de la Relaxation doit-il rester confiné à celui d'un objet partagé, ou bien peut-elle achever de s'autonomiser ? Nous croyons qu'il faut identifier ce qui est invariant entre les différentes pratiques concrètes, qui d'ailleurs sont souvent éclectiques. Dans la pratique des

---

[8]   *Conclusion, p. 205, https://www.inserm.fr/sites/default/files/2017-*

relaxations, y a t-il valeur principielle toujours à l'œuvre, quelle que soit la méthode, quel que soit le malade, quel que soit le thérapeute?

Il nous sera peut-être plus facile de réfléchir à ce que peut être une évaluation de la Relaxation, à ce que peut en être aujourd'hui la valorisation pour le bénéfice commun, si nous parvenons à une telle identification d'invariant(s).

Le terme « relaxation » désigne t-il un invariant ? La terminologie comme écueil.

D'abord faut-il s'accorder sur la terminologie, car comment établir valeur collective lorsqu'un vocable primordial pour désigner un objet commun adopte un sens si différent selon qui l'emploie et selon qui l'entend ?

En premier lieu faut-il noter la polysémie dans l'usage actuel qui est fait du terme : la relaxation s'y trouve à la fois être: un groupe de thérapeutiques, la description d'un état physique de tonus musculaire résiduel, la désignation d'une tonalité affective attendue…, ceci pour les professionnels médicaux non spécialisés. Il y a pire :

En 1959, Pr Theophile Kammerer, qui a « importé » à Strasbourg le Training Autogène avec ses collaborateurs, qui sont allés se former chez Schultz, écrit:

« La relaxation est à l'ordre du jour. On peut déplorer que l'opinion et la presse, alliées à certains intérêts commerciaux l'amènent peu à peu dans la promiscuité suspecte des magnétiseurs, des oxygénothérapeutes, des charlatans de toutes sortes, et jusqu'aux marchands de fauteuils »[9].

Ainsi, la contrariété des relaxateurs d'aujourd'hui de voir la dénomination de leurs pratiques détournée par diverses activités de services immédiats à la personne n'est pas nouvelle.

Dévoiement ou plutôt méprise sur un partage transfrontalier et transgénérationnel du sens ?

---

[9]   Kammerer T., Durand de Bousingen, Becker, in *La relaxation, Aspects théoriques et pratiques, Expansion scientifique française, Paris, 1959, 2 éd., 154 p.*

Je me suis placé dans la filiation de notre regretté Michel Erlich pour documenter ce qui suit. Une étude de l'historique du terme de référence nous laisse croire que « relaxation » est un fixateur puissant de la méconnaissance, et que c'est le support latent d'une partition en nébuleuses, qui s'individuent autour d'opinions parcellaires.

On sait que le mot-racine latin « laxus » caractérise un espace, large et inoccupé, et par extension le caractère libre et desserré. Lorsque l'anglais nous l'emprunte, au 14ème siècle, relaxation signifie en français : « libération ». Tandis que dès le 15ème siècle il prend en anglais le sens de «détente».[10]

En 1882, Herbert Spencer, philosophe et sociologue britannique, à l'occasion d'un dîner d'adieu en son honneur, à New York, évoque le contraste entre la vie du sauvage qui n'est préoccupé que par le présent immédiat, et dont la dépense est sporadique, et celle des américains qu'il a observé lors de son voyage, toujours tendus. Soucieux d'atteindre leurs objectifs, ils ignorent presque le bienfait des jours qui s'écoulent simplement. Il lit cette tension sur leur visage, et dit que les américains ont les cheveux gris dix ans plus tôt que les britanniques.

Il conclut son discours: «I may say that we have had somewhat too much of the «gospel of work». It is time to preach the gospel of relaxation». «Nous avons eu un peu trop de l'«évangile du travail». Il est temps de prêcher **l'évangile de la détente**».[11]

En 1891, J.H. Schultz est âgé de sept ans, et E. Jacobson âgé de trois ans. C'est cette même année 1891, que paraît à Boston un ouvrage de 170 pages «*Power through repose*», écrit par Annie Payson Call[12], qui a exploré les travaux de François Delsarte, chanteur français et théoricien de l'expressivité du geste dans une tonalité psycho-physique.

C'est dans cette ambiance, de développement d'une culture psycho-physique que ce livre est écrit.

---

[10] *Quant au terme « detente » de la langue anglaise il n'a été emprunté au français «détente» qu'au 20ème siècle, pour signifier l'amélioration de relations diplomatiques hostiles ou tendues.*

[11] *Herbert Spencer on the Americans and the Americans on Herbert Spencer. New York, D. Appleton and company, 1883. Library of Congress: https://archive.org/details/herberts-penceron00newy/page/34*

[12] *Call, Annie Payson Power through repose, Robert Brothers Ed.,169 p., Boston, 1891.*

Son auteur est cité dans *la Revue des deux Mondes*, en 1894, par la journaliste Thérèse Bentzon[13], a propos des «conditions de la femme aux Etats-Unis»:

> *«Une question que je devine sur les lèvres de mes lectrices est celle-ci : — Comment la faiblesse des femmes, ..., résiste-t-elle à une pareille dépense d'activité, à ces existences doubles, triples, quadruples, menées de front et à la vapeur ?»*

> *«La maladie nerveuse est partout, et voilà pourquoi les « leçons de repos » données par Miss Payson Call ont tant de vogue. L'Amérique est probablement le seul pays du monde où l'on ait soumis à des principes d'hygiène l'art de se laisser aller.»*...

> *«Miss Call soigne l'âme et le corps, car elle nous dit qu'une dame vint la consulter pour guérir un excès de susceptibilité ; elle lui recommanda, toutes les fois qu'un mot la blesserait, de se figurer que ses jambes étaient lourdes, ce qui devait produire un relâchement des muscles, un dégagement des nerfs, et soulager la tension causée par sa trop grande impressionnabilité. Il paraît que l'ordonnance fit merveille, ce procédé tout extérieur aidant l'esprit de la malade à s'élever vers une plus haute philosophie.»*

> *«Le rétablissement de l'équilibre physique et moral amené par l'art de ne rien faire pourra sauver la vie à beaucoup d'Américaines surmenées ; il doit être importé aussi en France assez prochainement. Peut-être les plus coquettes d'entre les Parisiennes se laisseront-elles tenter par le costume que miss Call endossa ce jour-là : un simple maillot recouvert d'une tunique de soie légère qui laisse libres les jambes et les bras. Cet accoutrement à la grecque n'est pas de rigueur: la blouse et le pantalon de gymnastique suffisent; mais nous étions priées de suivre attentivement le jeu des muscles qui eût disparu sous l'étoffe. Miss Call étendue sur le plancher, ou debout dans des attitudes d'une grâce parfaite, nous donna vraiment l'impression reposante de l'abandon de tout effort et de toute volonté. Les yeux fermés, elle s'imagine être lourde comme du plomb, puis exécute avec lenteur des mouvements dont chacun de ses membres s'acquitte comme s'il faisait partie, dit-elle, d'un sac d'os rattachés entre eux par des liens très lâches. Il en résulte beaucoup de souplesse. Elle s'est approprié, en l'élargissant, le système Delsarte très répandu en Amérique, mais Delsarte ne pratiquait que la lettre, elle se pique d'avoir découvert l'esprit».*

En 1899, William James reprend l'expression «the gospel of re-

---

[13]   Bentzon, Th. *La Condition de la femme aux États-Unis - Notes de voyage Revue des Deux Mondes*, 4e période, tome 125, 1894 (p. 94-131).

laxation» dans un discours aux étudiants[14]; il cite aussi l'ouvrage de Miss Call, ainsi que ses écrits de conseils pratiques de psychologie. Il recommande le principe de «moral relaxation», «détente morale». William James qui est encore professeur de philosophie à Harvard, reprend le conseil, pour donner le meilleur de soi à un examen, de balancer son livre la veille, et de se dire «je ne gâcherai pas un instant de plus sur cette chose misérable», puis de sortir jouer ou d'aller au lit et de dormir. Il est persuadé que l'expérience qu'en feront les étudiants les conduira à perpétuer celle-ci.

George T.W. Patrick, professeur de Mental *Philosophy* à l'université d'Iowa, rassemble en 1916 plusieurs études qu'il a publiées depuis 1901, dans son livre «Psychology of Relaxation»[15] : sa «Psychologie de la Détente» décrit un besoin de catharsis. « Marqué par le caractère ardu de la vie américaine et le besoin de plus de repos et de loisirs, le bon sens pratique, qui n'attend pas la théorie, s'est tourné vers la découverte de moyens propres à soulager la tension excessive inhérente à nos habitudes de vie actuelles ».

Dans une période de progression conséquente de l'alcoolisme, de reconnaissance publique de la nécessité d'activités de jeu pour équilibrer le travail, (avec l'investissement d'importants budgets dans ce but), l'auteur propose que le besoin excessif de progrès continu engendre une rébellion subconsciente et une tentative permanente d'échapper. Le recours, pour échapper, est toujours un retour temporaire à des formes de comportements plus simples et plus primitifs, un retour à la nature en quelque sorte. Parmi les caractéristiques de ces formes se trouve la vitesse selon laquelle cette tension se libère : la décharge immédiate, soudaine et inattendue de cette tension, est le rire, tandis que le retour journalier à des formes plus primitives de comportement est le jeu ou le sport.

Toujours selon G.T.W. Patrick, la guerre, est une régression sociale à la violence inter-tribale, fondamentale et instinctive. Et blasphémer ou jurer c'est recourir à des formes instantanées d'expression vocale primitive, pour soulager d'une situation qui menace le bien-être. Quant à l'alcool, c'est un moyen artificiel de réduire la tension mentale par effet

---

[14] James, William *Talk to teachers and students*, Henry Holt and Company, 1900, New York, 301p.
[15] Patrick, G.T.W., The Psychology of Relaxation, 1916, Houghton Mifflin Company, Boston and New York, 280p.

narcotique sur les plus hautes structures cérébrales.

Ce qui est toujours visé est un effet cathartique, mais celui-ci est effectif uniquement dans les comportements qui restaurent l'état psychophysiologique (rire, jouer, faire du sport), alors que les autres exutoires sont finalement destructifs.

Concluons que la société réclame une détente qui permette d'éviter paroxysmes et violence, et qui contribue à une meilleure santé individuelle, à envisager de réduire le recours à l'alcool, et à éloigner le spectre de la guerre (qui sévit en Europe). On peut comprendre dans cette publication de 1916 que la « Psychology of *Relaxation* » s'écrit sur la conception d'une détente qui ressemble plus à une pièce mécanique, comme en horlogerie, (ou en armurerie comme le signale le Dr Peugnet). Pourtant, le vocable anglais de « *relaxation* » a déjà commencé à englober une détente molle, musculaire, pourvoyeuse de tranquillisation rapide, permettant de supporter mieux le quotidien, de rester attentif, concentré et efficace dans une société que l'on veut paisible.

Alors que l'Amérique a commencé à s'intéresser à la mollitude et dispose déjà du mot pour la désigner, cette acception du terme « relaxation » reste localisée. En France, il garde surtout une portée juridique. La relance de l'intérêt de ce vocable dans notre langue a certainement importé la préoccupation de l'Amérique qui s'industrialise, à la fois avide d'un développement stimulé par la morale du travail, mais aussi souffrant à chaque instant du quotidien, dès la fin du 19ème siècle. Et le fait que des repères corps-esprit y ont aussi déjà été publicisés brouille d'emblée la portée du terme pour décrire des techniques visant à enrichir l'arsenal psychothérapique: Jacobson et Schultz étaient des médecins, recherchaient une approche scientifique, et non pas la diffusion de recettes, de pratiques alternatives ou complémentaires. Leur propos est de soigner des malades. Jacobson écrit qu'il n'avait pas connaissance du livre de Payson Call lors de ses premières observations et de ses premiers travaux et indique que son écrit est sans intérêt scientifique. Cependant lorsque son ouvrage en direction du public, en 1929, « Progressive relaxation » est publié, la détente musculaire est déjà en quelque sorte dans le domaine public depuis près de quarante ans. C'est aussi au milieu de cette période d'incubation populaire que Schultz fait remonter le début de sa démarche scientifique, en 1908, alors qu'il publiera en 1932 son ouvrage, en langue allemande. Là encore, la sensation de pesanteur a déjà été publicisée, quatre décennies auparavant.

Revenons à aujourd'hui. Il nous paraît hautement probable

qu'une préoccupation majeure de la société de nos jours dans son ensemble soit une généralisation de celle qui, outre-Atlantique, voyait naître les prémices de la téléphonie[16]: réduire au plus vite le désagrément de chaque instant des exigences du moment. La paix est une réduction des tensions, et c'est cela qu'appelle G.T.W. Patrick, une paix individuelle, sociale, et nationale. Pourtant B. Stokvis écrit :

« *le sujet se sent détendu psychiquement dès qu'il relâche sa musculature, inversement, la contraction musculaire s'accompagne d'une impression d'énergie psychique accrue* »[17].

Il y a donc une autre version. Après tout, les humains se trouvent aussi dans certains états de tension particulièrement bien vécus! La remarque de Stokvis nous pousse à une hypothèse: nous croyons que ce qui différencie ces états de tension favorablement vécus, c'est le fait que l'énergie qui s'y trouve accumulée puisse être utilisée dans la détermination et l'impulsion du sujet lui-même. Alors que le monde industriel, (mais aussi le monde du commerce et le monde numérique), réclament aux individus d'abandonner la libération de leur énergie accumulée à une décision externe. On y décryptera pour certains l'interposition du Surmoi. Si cette hypothèse est juste, le besoin de recettes pour gérer ces contrastes dans le vécu de tension est inséparable de la nature des sociétés modernes.

Ce besoin de l'immédiat est bien sûr à distinguer de souffrances constituées, — probablement banalisées, négligées et endurées à l'époque — que nous avons appris à repérer et à entreprendre aujourd'hui dans un projet thérapeutique.

Nous croyons donc que la valorisation de nos pratiques impose une professionnalisation de la terminologie, en direction du public, du corps médical et soignant, et de l'autorité sanitaire. En effet, il semble exister une interférence réductrice de la signification originelle du mot « relaxation », détente américaine de la fin du 19ème siècle, approprié à l'usage public, sur les registres d'évaluation de chacun de ces groupes.

Eléments de valorisation : quelques propositions.

---

[16] le téléphone de Bell est de 1876 et le premier appel transcontinental est en 1915.

[17] *Stokvis B., La régulation active du tonus musculaire envisagée comme thérapie de décontraction. in La Relaxation aspects théoriques et pratiques. 2e éd, Publié par P. Aboulker, L. Chertok, M. Sapir. Paris: l'Expansion scientifique française , 1959, p73*

Alors même que la terminologie classique nous parait défaillante, sur quoi construire notre argumentation du bien-fondé ? Voici quelques propositions :

-l'objectivation de l'état autogène par l'imagerie médicale moderne : L. de Rivera[18],

-l'appartenance au groupe des psychothérapies humanistes : A. Santarpia[19]

-la verbalisation de l'expérience dans sa forme élaborée par l'*explicitation* de L.Palladino[20][21]

-sens et sensations : la S.F.R.P. s'y est depuis longtemps intéressée :

    - un numéro de la Revue Française de Relaxation Psychothérapique : « Des Sens en Relaxation »[22], en 1994

    -le Corps en psychothérapie de relaxation, Y.Ranty, en 2001[23]

    -« Sensations corporelles en relaxation », participation de la SFRP au 9° Salon International : « Psychiatrie et SNC », en 2001

    -« Les sensations ont-elles un sens ? », M.J. Hissard, en 2011.

Nombre de psychothérapies s'intéressent aujourd'hui à la sensation. Dans cet ensemble, la psychothérapie « de relaxa-

---

[18] *de Rivera L. Autogenics 3.0: The New Way to Mindfulness and Meditation: CreateSpace Independent Publishing Platform; 2017.*

[19] *Santarpia A. Introduction aux psychothérapies humanistes, Dunod, Paris, 2016, 256p.*

[20] *Palladino L. , Training autogène et besoin urgent dans l'enseignement, XIIIème Colloque de la Société Française de Relaxation Psychothérapique 29 et 30 mai 2015, Lyon, in « Urgence et relaxation quand la demande est pressante, quelles sont les réponses de la relaxation thérapeutique ? » sous la direction de Christophe Peugnet, Philippe Nubukpo, Frank Suzzoni, Aurore Juillard, Penta Editions, 2017, Paris, 240p.*

[21] *NdE : voir aussi le chapitre de L.Palladino dans ce même ouvrage.*

[22] *Revue Française de Relaxation Psychothérapique : « Des Sens en Relaxation », n°12, Ed. L'Esprit du temps, le Bouscat, 1994*

[23] *Ranty Y. Le corps en psychothérapie de relaxation : de la sensation à la pensée. 2001, l'Harmattan, Paris, 286 p.*

tion » occupe une place unique: elle *active les sensations*. Cette « induction », verbale ou tactile, justifie t-elle de la dénommer « *psychothérapie basée sur les sensations* » ? Existe-t-il une définition scientifique de la sensation qui le permette ?

Quant au *tonus*, chaque fois que l'on active son observation passive, c'est encore à partir du registre de la sensation que l'expérience en est faite. Cette affirmation nous rappelle l'importance de la *réitération du relâchement* à partir d'une détente initiale, dans la relaxation statico-dynamique selon M.J. Hissard. N'est-ce pas cette « réinduction » qui fait entrer dans l'expérience psychothérapique à partir d'une détente plus triviale, celle qui est identifiée et recherchée par le public ?[24]

- le bain végétatif du training autogène, qui est amplifié par L. de Rivera[25]

- la bionomie de Schultz, complétée par les travaux de W. Orrù[26]

- la synthèse récente des travaux scientifiques sur l'intéroception : on doit à Sherrington la notion de « Champ intéroceptif », en 1906[27] ; de nombreux travaux ont été produits depuis, avec une synthèse récente par Craig (2015)[28]. Il a étudié le système nerveux depuis les terminaisons périphériques, jusqu'au *cortex insulaire*. Il a établi que celui-ci intègre successivement, d'arrière en avant, des sensations corporelles, émotionnelles, et des signaux homéostatiques, dont l'ensemble représente la condition physiologique instantanée[29]. Cette « synthèse insulaire » est potentia-

---

[24] *NdE Cet important élément est rappelé dans ce même colloque par C. Hurel.*

[25] *de Rivera L. Autogenics 3.0: The New Way to Mindfulness and Meditation: CreateSpace Independent Publishing Platform; 2017.*

[26] *Orrù W., Ottobre Gastaldo, M. : Ioannes Heinrich Schultz, Psicoterapia bionomica: un esperimento fondamentale. 2001, Masson S.p.A . – Milano, 137 p ; Titolo Originale: Bionome Psychotherapie – Ein grundsätzlicher Versuch, 1951, George Thieme, Stuttgart*

[27] *Sherrington, C.S., Integrative action of the nervous system, Chatles Scribner Sons, New York, 1906, 440p.*

[28] *Craig A.D., How do you feel? : an interoceptive moment with your neurobiological self. Princeton: Princeton University Press; 2015. xvii, 343p*

[29] *Il convient de tenir compte de l'asymétrie ; selon Craig (réf 26 ci-dessus, p.258) des éléments convergents suggèrent un modèle selon lequel : « insula gauche = activité parasympathique = affect positif = comportement calme = mise en réserve d'énergie = relaxation, comportement d'approche(attraction) et émotions orientées vers le groupe (affiliation) ; en*

lisée par une contribution motivationnelle, sociale, et cognitive. Elle a pour formulations « *je sens mon corps qui vit* », « *je sens que je suis vivant* ».

A côté des repères pris dans les travaux des collègues, nous voudrions faire une proposition supplémentaire : bien que la sensation puisse être considérée comme une balise de référence, elle n'est peut-être pas suffisante pour décrire complètement l'axe de nos pratiques: c'est bien le sujet qui est au centre et non pas ses sensations. Et ce ne sont pas seulement les sensations elles-mêmes qui sont en jeu, ni leur part dans l'intégration intéroceptive, mais l'expérience qui est éprouvée de ces sensations.

C'est pourquoi nous sommes conduits à la catégorie de la perception, telle qu'elle est évoquée par Bimbenet, à la suite de Merleau-Ponty[30]: « la perception n'est pas l'œuvre d'un esprit connaissant surplombant son expérience et transformant les processus physiologiques en significations rationnelles ; elle est le fait d'un corps essentiellement agissant, situé au milieu de ce qu'il perçoit, et polarisant tout ce qui lui arrive depuis ses dimensions propres et non objectivables ».

Au fil d'une psychothérapie, nos patients travaillent des expériences perceptuelles successives. L'expérience perceptuelle se construit entre une ingression[31] totalisante, (plongée intéroceptive unificatrice, ca-

contrepartie, insula droite = activité sympathique = affect négatif = comportement difficile = dépense d'énergie = excitation = comportement de retrait (évitement)et émotions de survie axées sur l' individu.»

[30] *Bimbenet, E. Merleau-Ponty et la querelle des contenus conceptuels de la perception. https://www.cairn.info/revue-rue-descartes-2010-4-page-4.htm (consulté le 12/8/2018)*

[31] *Le terme d'*ingression*, peu usité en français, nous paraît particulièrement intéressant. L'ingression est à différencier de la régression topique définie par Y. Ranty , dans « Le training autogène progressif » (p278) , où il décrit l'état autogène comme triple régression, topique, temporelle, et formelle. La régression topique y désigne l'état de conscience modifié par le désinvestissement du milieu extérieur. Or le préfixe «ré-» signifie un retour en arrière, à un état antérieur; ainsi, le terme d'ingression nous paraît particulièrement discriminant, en ce qu'il signale l'orientation spatiale de cet «accès à l'intérieur» sans préjuger d'un effet de retour immanquable vers le passé du sujet, ni dans son organisation psychique, ni dans son histoire évènementielle. L'ingression n'est pas régressivante, il ne s'agit pas de ce «retour vers le préalable» – dont le ressort psychothérapique est irremplaçable – mais d'un processus totalisant, à référer à ce principe d'intégration par le corps avec son ressenti spécifique. L'ingression qui estompe et éteint l'impact extéroceptif favorise l'expérience intéroceptive, et probablement son intégration par le cortex insulaire, telle que rapportée plus haut ; et ainsi sa portée s'établit au-delà de la thérapeutique, dans un champ prophylactique.*

ractérisée par la dé-formalisation, et la passivité de l'observation, autonomisante) et une reformalisation à moteur verbal. Nous croyons que le travail sur la perception qui se déroule en avant-plan de cette observation interne s'imprègne continûment d'un potentiel unifiant. Sous l'apparence de phases successives de déformalisation et de reformalisation, l'identité se vérifie et se déclare. La reformalisation *exprime* l'expérience perceptuelle. Elle ne manque pas de révéler la construction de la réalité par chacun, sous le signe de l'identité. Les imprévus significatifs de cette aventure justifient que l'on emprunte le terme de perlaboration[32], le «working-through ».

La perlaboration des expériences perceptuelles réfère à un processus de travail, dans la relation thérapeutique, qui permet la traversée des résistances dans lesquelles se modèle continûment l'activité perceptuelle.

Au total nous pouvons considérer que les Relaxations sont des psychothérapies basées sur la *perlaboration des expériences perceptuelles*.

Mais c'est mon propre point de vue, et il est temps de donner le vôtre sur ce qui fait valeur. Je soumets donc tout ceci à votre désaccord, et à votre créativité.

---

[32] **Perlaboration** : « *Processus par lequel l'analyse intègre une interprétation et surmonte les résistances qu'elle suscite. Il s'agirait là d'une sorte de travail psychique qui permet au sujet d'accepter certains éléments refoulés et de se dégager de l'emprise des mécanismes répétitifs. La perlaboration est constante dans la cure mais plus particulièrement à l'œuvre dans certaines phases où le traitement parait stagner et où une résistance, bien qu'interprétée, persiste. Corrélativement, du point de vue technique, la perlaboration est favorisée par des interprétations de l'analyste consistant notamment à montrer comment les significations en cause se retrouvent dans des contextes différents* ». Laplanche J, Pontalis J-B, Vocabulaire de la psychanalyse, sous la direction de Daniel Lagache. 5 éd. [Paris]: Presses universitaires de France; 1976. XIX-523 p.
NdA : Nous remercions le Dr D. Wintrebert qui a bien voulu nous communiquer son avis sur la possibilité d'emprunter ce terme à la psychanalyse.

Sensations et images autogènes primordiales: le rôle de la pesanteur dans la construction du Moi corporel primitif [1]

Dr. Walter Orrù

Résumé

La sensorialité gravitationnelle est présente chez le foetus depuis la 9ème semaine de vie. La sensorialité vestibulaire du mouvement commence à fonctionner à partir des dixième-onzième semaine. La sensorialité tactile est présente à partir de la septième-huitième semaine et, dans l'utérus, le système vestibulaire est bien développé au cinquième mois ; avec le système tactile et viscéral, il fournit la plupart des inputs sensoriels au cerveau du foetus. Ces sensations contribuent à former les premières images de la pesanteur. Donc le premier Soi corporel est constitué d'images liées à la musculature et à la pesanteur. Cette communication explorera certains aspects liés à la relation sensation-image corporelle de la pesanteur.

Henry Corbin, philosophe et historien des religions, a écrit au début du premier chapitre de l'un de ses livres les plus connus, «L'homme de lumière dans le soufisme iranien» (1971, p.12):

"L'orientation est un phénomène primaire de notre présence au monde. Le propre d'une présence humaine est de spatialiser un monde autour d'elle, et ce phénomène implique une certaine relation de l'homme avec le monde, son monde, cette relation étant déterminée par le mode même de sa présence au monde. Les quatre points cardinaux, est et ouest, nord et sud, ne sont pas des choses que rencontre cette présence, mais des directions qui en expriment le sens, son acclimatation à son monde, sa familiarité avec lui. Avoir ce sens, c'est s'orienter dans le monde. Les lignes idéales d'orient en occident, du septentrion au midi, forment un réseau d'évidences spatiales a priori, sans lesquelles il n'y aurait d'orientation ni géographique ni anthropologique..."

"L'organisation, le plan, de tout ce réseau dépend, depuis des temps qui débordent la mémoire de l'homme, d'un point unique : le point d'orientation, le nord céleste, l'étoile polaire. Suffit-il alors de dire que la spatialisation développée horizontalement vers les quatre points cardinaux, se complète par la dimension verticale de bas en haut, du nadir au zénith? Ou bien n'y aurait-il pas différents modes de perception de cette même dimension verticale, si différents entre eux qu'ils modifient l'orienta-

---

1 Texte adressé, lu par F.Suzzoni

tion de la présence humaine non seulement dans l'espace mais dans le temps? Orientation dans le temps : les différentes manières dont l'homme éprouve sa présence sur terre, et la continuité de cette présence dans quelque chose comme une histoire, et la question de savoir si celle-ci a un sens, mais alors quel sens?" ... *"D'où alors l'importance primordiale du nord et du concept du nord : c'est suivant la manière dont l'homme éprouve intérieurement la dimension « verticale » de sa présence, que prennent leur sens les dimensions horizontales."*

Nous ne voulons pas insister sur le symbolisme du nord céleste chez Corbin et son importance pour l'orientation anthropologique et humaine. Si nous le faisions, nous devrions prendre soin, comme le souligne Corbin, de ces images primordiales qui précèdent et régulent toutes les perceptions sensorielles, telles que les images «vestibulaires» qui émergent des rêves ou celles qui émergent dans un état autogène. Mais aujourd'hui, nous ne traiterons pas de cela. Ce qui nous intéresse aujourd'hui, c'est de vous amener avec notre communication dans un nouveau contexte, dans un lieu très proche de ce que ces images primordiales génèrent. Nous nous réfèrerons aux premières perceptions sensorielles auxquelles ces images corporelles d'orientation sont liées, pour mettre en évidence leur rôle, leur fonction à un niveau non seulement biologique, mais aussi psychique.

Comme vous le savez, le système vestibulaire sensoriel a récemment fait l'objet de nombreuses études, en particulier celles de Ayres et son équipe (1977), qui ont mis en évidence le rôle de l'orientation et ses fonctions dans le développement de l'enfant. C'est un système très sensible et très précis qui commence à travailler très tôt chez le fœtus (il semble être parfaitement efficace au stade de la 9ème semaine). Il se compose de deux types de récepteurs: le premier, à partir des déplacements des otolithes sur les cellules ciliées de l'oreille interne, a pour fonction d'assimiler notre attraction vers le centre de la terre par la gravitation, générant un flux sensoriel continu depuis la conception jusqu'à la mort. De cette façon, l'organisme crée dans son intérieur psychique et biologique un « centre de gravité permanent », comme dirait un célèbre chanteur italien, qui est responsable non seulement de la relation de base d'une personne avec la gravité et avec le monde physique, mais à notre avis même avec le monde psychique. Comme on le sait, relié à tous les systèmes sensoriels et au système réticulaire ascendant, et constitué à partir de la perception de la gravitation, il a une fonction d'unification. En effet, tous les types de sensation, du tact à la proprioception et à la vision, sont traités en référence à cette information vestibulaire fondamentale. Si le fonctionnement du système vestibulaire est irrégulier ou imprécis, alors la perception des autres sensations est affectée. Les réponses des récepteurs vestibulaires aux sensations de gravité constituent, répétons-le, une référence de base pour toutes les autres expériences sensorielles (Ayres, 1977). Nous avons très peu conscience des sensations corporelles vestibulaires et probablement, la pesanteur que nous percevons pendant l'entraînement autogène en est une des composantes, certainement la plus importante, parmi les réponses sensorielles à la gravitation terrestre..

Un deuxième type de récepteurs du système vestibulaire sont les récepteurs de l'accélération ou de la décélération. Ils sont présents dans trois paires de canaux semi-circulaires: l'un placé en position verticale, l'un dans la position de droite à gauche et le troisième dans la position antéro-postérieure. Lorsque la tête se déplace rapidement, en accélérant ou en ralentissant le mouvement, dans une direction quelconque, le fluide présent à l'intérieur s'arrete plus ou moins dans un ou plusieurs des trois canaux semi-circulaires. La pression du fluide bloqué dans les canaux produit des impulsions qui atteignent le noyau vestibulaire du tronc cérébral. Chaque fois que le mouvement de la tête change de vitesse et d'angle par rapport à l'axe de la force de gravité, nous sommes informés: sommes-nous immobiles ou en mouvement, quelle est l'importance de notre vitesse, quelle est notre direction? Si nous interprétons ces données de manière exclusivement organique, nous pouvons dire que les noyaux vestibulaires sont des « centres directionnels » qui traitent les données sensorielles à côté des informations sensorielles de la peau, des muscles, des articulations, et plus tard aussi celles provenant des récepteurs visuels et auditifs. Ils déterminent des réponses adaptatives aux données sensorielles vestibulaires consécutives aux mouvements du corps de la mère. Le cerveau perçoit et réagit aux inputs sensoriels vestibulaires longtemps avant de pouvoir traiter les données visuelles et auditives, mais il donne aussi les éléments de base pour le développement de la vue et de l'audition (Ayres, 1977).

Nous avons peu de données scientifiques, sinon hypothétiques, pour dire que ce «centre de gravité permanent», qui semble être déjà intégré très tôt pour le foetus à des sensations tactiles et proprioceptives très précoces, oriente aussi la perception des sensations ultérieures (Ayres, 1977; Parush et al., 2007; Miller et al., 2007).

Il semble en exister une preuve indirecte dans un syndrome infantile du domaine fonctionnel neurologique, très intéressant à étudier, y compris dans un contexte psychologique adulte. Je me réfère au dénommé «syndrome d'insécurité gravitationnelle» (Ayres, 1977).

L'insécurité gravitationnelle se caractérise par une réaction émotionnelle excessive, ou une peur disproportionnée à la réalité d'un danger. Cette réaction résulte de la perception d'une stimulation vestibulaire, déclenchée par des expériences de mouvement lent ou rapide, en particulier lors de changements dans la position de la tête. Chez ces enfants, même un petit déséquilibre suffit à générer une réaction de peur, disproportionnée au risque réel évoqué par ce stimulus. Les études cliniques (Ayres & Tickles, 1980; May Benson & Coomar, 2007) indiquent que dans les situations d'insécurité gravitationnelle, les petits mouvements sont perçus comme étant plus importants qu'ils ne les sont en réalité. Les enfants atteints de ce trouble ont tendance à éviter les activités impliquant de nouvelles positions du corps ou de la tête, en particulier lorsque les pieds ne peuvent pas toucher le sol. La peur causée par l'insécurité gravitationnelle est profonde, irrationnelle, pouvant affecter le développement émotionnel et le comportement de l'enfant. Des tâches sà l'évidence simples telles que monter en voiture ou en descendre, franchir la bordure du trottoir, représentent des moments d'anxiété pour les personnes en situation d'insécurité gravitationnelle. Leur réticence à se déplacer est automatique, et aucun propos rassurant ni aucune promesse de récompense ne peut modifier cela.

Ayres (1977) a indiqué quelques signes qui seraient significatifs d'une atteinte par ce syndrome:

1) La peur des hauteurs.

2) Peur ou malaise suite à des mouvements de la tête, en particulier l'inversion de position; pour la même raison, évitement des sauts périlleux et des roulades.

3) Évitement des escaliers et des ascenseurs: montée ou descente des marches sont très prolongées, avec agrippement ferme à la balustrade.

4) Anxiété lorsque les pieds ne touchent pas le sol: l'enfant se sent beaucoup plus en sécurité lorsque les deux pieds reposent fermement sur le sol, par exemple. ils ont peur de sauter, en fait, certains de ces enfants sautent «sans disjoindre complètement les pieds du sol».

5) Crainte de s'allonger à moins d'être déjà assis, sur le sol ou sur un lit, alors qu'ils ont peur de s'allonger sur une table (par exemple, le divan du médecin).

6) Peur de perdre l'équilibre et de tomber: en fait, ils ont peur de marcher sur la bordure du trottoir, ils se déplacent lentement et prudemment et peuvent refuser de participer à de activités motrices impor-

tantes.

7) La peur dans l'aire de jeux, en particulier contre les toboggans, les balançoires, les carrousels ou les jeux où ils doivent grimper.

8) Peur de monter des animaux.

9) Peur de marcher sur des surfaces irrégulières, telles que des pentes descendantes ou en montantes, ou des routes inégales.

10) Mauvaise discrimination visuelle dans l'environnement. Certaines de leurs difficultés à interagir avec des objets se déplaçant vers eux (par exemple une balle) peuvent être liées à un problème de convergence oculaire.

11) Parfois manque d'équilibre dans la marche (Ayres, 1977).

La constante «poussée de gravité» que la plupart d'entre nous prend pour acquise, constitue une menace pour un enfant souffrant d'insécurité gravitationnelle. Le moindre mouvement peut déclencher la sensation d'être lancé dans l'espace, d'où l'impression de ne pas maîtriser son corps et ses mouvements; il a donc besoin d'un soutien physique continu de la part du parent ou du thérapeute. L'insécurité gravitationnelle affecte tous les aspects de la vie d'un enfant; en fait, ce sont des enfants très anxieux, qui ont souvent des problèmes psychologiques.

Cette sorte de pathologie de la pesanteur mise en évidence au niveau infantile, et que nous supposons probablement exister même chez les adultes sous l'une des nombreuses formes de peur phobique, nous amène à réfléchir sur la valeur et sur la signification de la perception de la pesanteur dans la phase autogène. Les questions qui se posent spontanément sont les suivantes: quelle est la relation entre le système sensoriel vestibulaire et le parcours bionomique autogène? Quel est le rôle des images vestibulaires mentionnées ci-dessus qui se produisent pendant l'entraînement autogène?

Pour tenter de répondre à ces questions, nous avons longtemps émis l'hypothèse qu'en général, les sensations perçues lors de l'entraînement autogène, y compris le somatique, sont des images symboliques, qui sont expression des parties les plus profondes de l'organisme, autrement dit, des irruptions du plan bionomique de vie dans la conscience, similaires aux images de rêves.

Dans un article que nous avons publié dans le livre «Archetypes» de Claudio Widmann (2017), nous avons émis l'hypothèse que les images symboliques de la pesanteur, y compris les images vestibulaires mentionnées ci-dessus, jouent un rôle fondamental dans le développement constitutif du Moi corporel, entité psychique, comme Freud lui-même l'a dit, à la base du Moi psychique du sujet.

Dans ces tous premiers stades du développement, à la phase fœtale du développement, nous pouvons émettre l'hypothèse que les sensations de balancement, de déséquilibre constituent des images somatiques initiales de la gravité qui aideraient à créer un centre de gravité psychique, encore indifférencié sur le plan psychique, à la base du premier Moi corporel de l'individu. Stimulées par les expériences initiales de la gravité, éprouvées par le fœtus dans le ventre de sa mère et par le nouveau-né dans les bras de celle-ci, ces images se révèlent sous la forme de modèles préformés indifférenciés, ou de modèles existant dans un contenant inné psychique que Semon (1908, 1912) a appelé mnème.

Le modèle préformé indifférencié qui serait activé dans ce cas serait celui que, dans le champ bionomique autogène l'on appelle engramme de la pesanteur, un engramme psychophysique qui semble avoir des potentialités différenciantes:

a) dans une direction verticale centripète;

b) en ce qui concerne l'établissement de limites corporelles et psychiques principalement destinées au monde intérieur,

c) par rapport au début de la conscience corporelle (qui semble précéder la conscience psychique)

d) en ce qui concerne l'établissement d'un espace psychique de la réalité somatique terrestre,

e) en ce qui concerne la constitution d'une conscience musculaire, qui distinguera par la suite différents niveaux, de la raideur à la relaxation musculaire, de la tension au laisser-aller.

Comme vous pouvez le voir, ce sont des images primordiales liées à la constitution d'un noyau identitaire primitif qui commence à devenir progressivement plus conscient de lui-même, mais encore toujours peu différencié. A cet égard, le rôle des sensations produites par l'appareil vestibulaire semble porter une signification bionomique fondamentale. Cet ensemble étaye la perspective bionomique du fondement d'une identité psychique fermement soutenue et équilibrée par le monde extérieur, au delà de son orientation somatique.

Les images autogènes vestibulaires susmentionnées peuvent avoir un rôle thérapeutique, indiquant la direction d'un parcours de récupération, chez les adolescents et chez les adultes, car elles attirent l'attention du thérapeute sur des aspects minimes en apparence, mais essentiels, qui sont compris dans le champ de la pesanteur. Et même si nous sommes encore loin d'une réelle conscience du Moi psychique, ce sont à notre avis des éléments fondamentaux pour la constitution future de ce Moi psychique.

En conclusion, nous avons supposé que la conscience du corps du Moi se développe à travers la formation de cercles vitaux qui permettent l'expansion de la conscience vers des états du Moi d'un niveau maturationnel progressivement plus élevé (Orrù, 2014). En particulier, nous avons supposé que dans le parcours maturationnel il existe un premier cercle vital inné entre la pesanteur et la chaleur, (Ranty, 2001), qui se manifeste avec des image-engrammes de pesanteur et de chaleur et que ces images sont impliquées dans la constitution du Moi corporel depuis le début de la vie fœtale. En sortant de la latence, aussi psychique, cet engramme aurait la possibilité d'étendre la conscience vers un état supérieur, en direction centripète, caractérisé par une partie avec une conscience corporelle plus grande des limites intérieures du Moi, et donc plus en mesure de distinguer entre ce qui est en général Moi et ce qui est Non-Moi, entre ce que lui appartient et ce qui ne lui appartient pas; d'autre part, serait améliorée la possibilité de distinguer entre ce qui appartient au Moi corporel, dans le muscle en particulier, et ce qui appartient au Moi psychique, ces deux entités qui vont se différencier progressivement. La tâche de la psychothérapie bionomique-autogène est donc de révéler la signification de ces images symboliques qui dans l'exercice de la pesanteur se manifestent principalement par le mode sensoriel somatique afin que l'individu puisse recevoir des informations plus détaillées sur son plan d'orientation existentielle.

Bibliographie

Ayres A.J. (1977): Sensory Integration and the Child: Understanding hidden sensory challenges (Il bambino e l'integrazione sensoriale: le sfide nascoste della sensorialità), Western Psychological Services, Los Angeles, (Fioriti Editore), Roma, 2012.

Ayres A.J., Tickle L.S. (1980): Hyper-responsivity to touch and vestibular stimuli as a predictor of positive response to sensory integration procedures by autistic children, American Journal of Occupational Therapy, Jun;34(6):375-81.

Corbin H. (1971): L'homme de lumière dans le soufisme iranien (L'uomo di luce nel sufismo iraniano), éditions Présence-Sisteron (Edizioi Mediterrranee, Roma, 1988.

May-Benson T.A., Koomar L.A. (2007): Identifying gravitational insecurity in children: a pilot study. American Journal of Occupational Therapy, 61(2):142-7.

Miller L.J., Anzalone M.E., Lane S.J., Cermak S.A. & Osten E.T. (2007): Concept evolution in sensory integration: A proposed nosology for diagnosis, American Journal of Occupational Therapy, 61:135-140.

Orrù W. (2014): Rito e sensorialità nello sviluppo del controllo delle compulsioni alimentari: ruolo evolutivo eèpigenetico delle sensazioni degli esercizi fondamentali del training autogeno, Quaderni di Psicoterapia e di Educazione Bionomico-Autogena, 2:81-94, Edizioni Formist, Cagliari.

Orrù W. (2017): Engramma e sviluppo dell'Io Corporeo, in Widmann C. (a cura di), Archetipi, MaGi Edizioni, Roma.

Parush S., Sohmer H., Steinberg A. & Kaitz M. (2007): Somatosensory function in boys with ADHD and tactile defensiveness, Physiology and Behavior, 90:553-558.

Ranty Y. (2001): Le corps en psychothérapie de relaxation, L'Harmattan, Paris.

Semon R. (1908): The Mneme, Georg Allen, London, Bibliolife

Semon R. (1912): Mnemic Psychology, Georg Allen, London, Bibliolife

La proprioception corporelle comme spécificité de l'état autogène dans la perspective de la pleine conscience.

Dr. Luciano Palladino

Résumé

Au cours de l'entraînement autogène, les sujets expérimentent une découverte progressive des sensations que révèlent les perceptions, transition essentielle pour une prise de conscience novatrice vers le changement autogène. Les modifications neurophysiologiques s'accompagnent de transformations dans le champ de conscience comme dans l'évolution du sujet. La relation avec le corps, et celle avec l'environnement restent identiques, mais seules la proprioception et son observation par amplification de conscience conduisent à la transformation de cette conscience. Au delà de la thérapeutique, cette connaissance, qui a une portée éducationnelle, mérite une communication et une diffusion à large échelle. La matérialité de ce qui émerge du training autogène à travers ses variables forme un faisceau d'arguments objectifs. Il nous est possible d'en construire une méthode scientifique dont là particularité est de reconnaître la réaction de l'état de conscience dans la sensation, et ceci tresse un fil rouge, non seulement psychologique, mais également neurophysiologique, anthropologique, et social.

Introduction

En psychologie expérimentale comme en psychologie cognitive, seules sont considérées comme scientifiques les données dites «en troisième personne», c'est-à-dire observables et reproductibles à l'identique par un observateur neutre, objectif, extérieur à son objet d'étude. Comparé à la masse énorme des publications scientifiques relevant de ces deux domaines, le nombre d'études portant sur des données «en première personne», c'est-à-dire exprimant le point de vue du sujet lui-même sur sa propre expérience ou sur les méthodes permettant de recueillir de telles données est mineur.

Mais blanc et noir ne sont pas représentatifs de toutes les couleurs. Dans cette incomplétude, les chercheurs en sciences cognitives ne peuvent plus se limiter à des données observables et enregistrables de l'extérieur ; il leur est essentiel de prendre en compte la dimension subjective, telle qu'elle est vécue de l'intérieur. Ceci est une affirmation et un message de la pleine conscience comme outil et comme méthodologie dans les différents domaines de la santé.

En parallèle le développement de techniques de neuro-imagerie cérébrale de plus en plus sophistiquées a aidé cette prise de conscience: car plus ces techniques s'affinent, et plus les données qui en sont issues sont ininterprétables, en l'absence d'une description précise de l'expérience subjective des sujets dont on enregistre l'activité?.

K. Jaspers a appelé « Ichbewußtsein » (1913) ce que la littérature anglo-saxonne traduit comme « self awareness », c'est à dire «l'expérience du soi». Dans cette conscience de soi, différents processus se développent, au décours de l'activation de nouvelles modalités de l'expérience subjective.

J.H. Schultz, avec le training autogène, et F. Varela, avec la neurophénoménologie, sont deux auteurs qui décrivent des expériences subjectives comparables, où respectivement sous les termes d'autogénie et d'autopoïesis, s'engendrent et se développent une transformation de la conscience ordinaire. L'autogénie et l'autopoïesis, s'établissent au décours d'un processus intérieur qui vise à changer positivement des situations non résolues et difficiles.

Les travaux de Varela et Schultz appartiennent donc à l'avantgarde du développement de la psychologie constructive et de la psychologie positive. Selon Varela, le monde dessine l'esprit et l'esprit dessine le monde. La conscience émerge alors de connexions entre l'organisme et l'environnement.

Le réseau autopoïétique reconnu dans la neurophénoménologie se modifie suite aux perturbations ou aux stimulations de l'environnement; le processus cognitif n'est plus considéré comme une représentation du monde, qui existerait indépendamment, mais devient «engendrement du monde». La structure de l'organisation d'un système autopoïétique évolue, selon sa plasticité, pour recueillir les stimuli externes.

J.H Schultz, dit que l'autogénie est un processus dynamique de croissance, de maturation, de développement créatif et constructif, qui se régule par un ordre bionomique, selon un plan individuel de vie. Pour en développer le potentiel et pour surmonter les obstacles de l'expérience et les écarts de comportement on doit être mû par une intention délibérée.

J'ai utilisé les techniques du Training autogène et de l'Entretien d'explicitation résumée dans l'acronyme I.D.E.A. c'est-à-dire Interview d'explicitation autogène. Dans la recherche que j'ai conduite jusqu'ici, j'ai constaté que ces pratiques lorsqu'elles se recoupent, matérialisent la proprioception d'un état de conscience. Cette expérience conduit à l'observation et la compréhension de phénomènes sensoriels de la "conscience" dans une relation positive et constructive de connaissance.

L'état de conscience comme fondement de conditions favorables se trouve aussi dans la Self-Determination Theory (SDT) de Edward Deci & Richard Ryan (2000, 2002) où les êtres humains sont considérés comme des organismes actifs intrinsèquement orientés vers la croissance. Le corps est naturellement enclin à incorporer les éléments psychiques dans une organisation unifiée de la conscience de soi au cours de son intégration, puis dans une structure sociale plus large.

La théorie du « flux de conscience » de Mihaly Csikszentmihalyi souligne la valeur de la qualité de l'expérience quand il dit : « lorsque vous activez un processus de sélection des informations, les informations acquises et les paramètres sélectionnés sont organisés dans un contexte où se manifeste «la qualité de l'expérience», plus précisément l'« Optimal Experience » ».C'est à dire, que lorsque certaines conditions sont réunies, chaque sujet peut expérimenter par lui-même un processus composé des facteurs combinés, mais qui détermine un niveau de conscience plus subtil, et transformateur, accompagné de sentiments de réussite.

C'est ainsi que l'on doit souligner l'importance fondamentale des états de conscience pour le changement et pour la production positive d'une expérience subjective. Les états modifiés de conscience (« Altered States of Consciousness ») sont des clés d'accès: s'approcher ou s'éloigner de la réalité normale perçue, et passer à une autre prise de conscience, qui se déverse dans une dimension différente. Un microcosme de manifestations et d'événements qui ne sont normalement pas pris en compte, et que l'on peut appeler méta-connaissance, ou « être conscient de l'être ».

C'est un processus dynamique de la concentration où l'attention est bien focalisée. Une observation attentive de l'esprit par la pratique des états de conscience et l'écoute profonde active un processus de purification mentale, qui pour les recherches effectuées jusqu'ici, apportent une compréhension des difficultés et permettent de sortir de l'impasse et du conflit. C'est une capacité qui distingue l'être humain de tous les autres êtres vivants. Nous sommes tous intrinsèquement «conscients», parfois plus, parfois moins, en fonction des moments, et trouver une pratique qui aide à cultiver et à affiner cela permet de promouvoir un meilleur équilibre, celui des quatre flux de méta-conscience: la sensation, l'observation, la conceptualisation et la connaissance.

Dans le cadre de la recherche, Dan J. Siegel (2007) ajoute d'autres flux de la conscience comme la proprioception (la sensation de son propre corps par rapport à l'environnement), la sensation de son propre univers mental et émotionnel et enfin la sensation relationnelle.

Ces sens, qui amènent l'information du milieu environnant à notre cerveau pour y être traitée et pour en obtenir comme résultat son image interne travaillent seulement dans le présent. Dans certaines situations, l'esprit, «reste ancré» dans un processus de conscience que nous percevons sans fin, ou bien au contraire il y a une délimitation précise des caractéristiques de la conscience.

Le processus de conscience «amplifié «, permet pour un bref moment d'expérimenter une conscience élargie ou une conscience focalisée: expression d'un état d'absorption, un détachement du monde environnant, dans un flux qualitativement différente. Avec «l'intention d'être «en ce moment même» on choisit librement d'explorer l'esprit. La pratique d'une observation attentive et l'écoute profonde met en place un processus de purification mentale, qui donne la compréhension de difficultés et permet de sortir de l'impasse et du conflit.

Ce processus est également validé par le travail de Christopher Peterson et Martin Seligman qui ont identifié les six vertus et les 24 forces du caractère qui composent les caractéristiques positives de l'être humain. (C.Peterson & M.Seligman 2004).

L'éducation à une expérience de consolidation de soi-même nécessite des interventions psychologiques pour augmenter le niveau perçu de bonheur et, conduisent à une amélioration du bien-être. Cultiver et nourrir la conscience avec des sentiments d'acceptation, de pardon et de gratitude, porte à guérir les états négatifs et dissout la formation d'aspects mentaux douloureux comme la critique, la dévaluation et l'hostilité (Emmons & McCullough 2003). Lorsque le sujet et l'objet sont un unique phénomène, la circulation de l'information est structurée de telle sorte que les propriétés bénéfiques et nocives typiques des processus d'auto-organisation « émergents » ne se trouvent pas dans les composants en interaction. Le processus de la conscience selon la formulation de F. Varela s'appelle enaction. C'est à dire que les processus sensori-moteurs, la perception, et l'action sont inséparables de la cognition.

Les fondements en phénoménologie et en neurosciences

Pierre Vermersch auteur de l'entretien d'explicitation dit que dans une perspective épistémologique, l'entretien d'explicitation est étroitement lié à la phénoménologie. En particulier, il est en partie fondé sur la phénoménologie, notamment l'*Erlebnisse*[1]: perspective selon laquelle les faits et leur interprétation sont inextricablement liés, de telle sorte qu'on en vient au principe de l'impossibilité d'être en présence d'un fait qu'il ne soit possible d'interpréter par la conscience qu'on en a. La phénoménologie invite à la description de cette conscience interprétante ou à la description de l'expérience des faits. Dans l'entretien phénoménologique, c'est la personne qui donne accès au phénomène qu'elle vit, simplement en décrivant la conscience qu'elle en a.

Les neurosciences sont un domaine en pleine effervescence. Les chercheurs en neurosciences aujourd'hui voient la mémoire de la conscience comme un outil qui a recours aux traces actuelles qui ont été laissées par les événements du passé et qui reconstruit les événements en se souciant davantage d'être fidèle au sens qu'a cet événement présentement, plutôt qu'au sens qu'il avait au moment où il s'est produit. En ce sens, la mémoire n'est pas une « enregistreuse », mais une machine à «faire des films», «au présent», et à les refaire constamment en ayant recours à la «représentification».

Pierre Vermersch parle de la «mémoire concrète», dans le sens de la construction d'une actualisation sensorielle, un peu comme un film, à partir des inscriptions sensibles que sont les images, les sons, etc., présents dans le cerveau. Ces sont ces traces qui émergent dans l'expérience aujourd'hui vécue.

La verbalisation de mouvement intérieurs

Le terme «pré-réfléchi», qui vient du vocabulaire de Husserl (1913), adopté ensuite par J.P.Sartre (1936 et 1938) et P.Ricœur (1949), qualifie la part de notre expérience vécue qui n'est pas immédiatement accessible à la conscience, à l'introspection et donc non immédiatement verbalisable.

Le besoin de développer des méthodes spécifiques pour étudier l'expérience vécue a été mis en évidence depuis longtemps déjà (Varela & Shear, 1999).

On a besoin de continuer et de réaliser d'autres travaux sur le processus de prise de conscience. Comment faire pour prendre conscience de la part pré-réfléchie de l'expérience vécue, et pour la décrire? Les

---

1 NdE «*Erlebnisse:*» expérience vécue

études qui ont déjà été produites montrent que ce processus n'est pas aléatoire, qu'il consiste à réaliser une succession déterminée de «gestes intérieurs» très précis (Petitmengin, 2001; Depraz & coll., 2003), et que ces gestes peuvent être appris, et peuvent être perfectionnés.

Ces gestes intérieurs sont difficiles à réaliser seul, sans aide. L'entretien d'explicitation de Pierre Vermersch s'appuie sur une analyse détaillée des différents gestes permettant de passer d'une conscience pré-réfléchie à une conscience réfléchie (Vermersch, 1994).

Le Focusing, d'Eugene Gendlin (Gendlin, 1962) suscite la prise de conscience de la dimension corporellement ressentie de l'expérience vécue (elle sous-tend les différents processus cognitifs). Les méthodes de méditation n'ont pas d'autre but que d'entraîner le méditant à concrétiser ces gestes: réaliser la «présence attentive» (samatha-vipasyana), stabiliser son attention, et, dans un deuxième temps, observer le flux de son expérience subjective, pour en découvrir la structure.

Une expérience singulière

Toutes ces techniques ont un ensemble de points communs :

1) Elles utilisent un groupe de procédés pour aider le sujet à stabiliser son attention, habituellement extrêmement fluctuante, sur son expérience vécue.

2) Elles amènent le sujet à explorer une expérience singulière. Pour communiquer la survenue d'un évènement, chacun d'entre nous adopte normalement une description très générale et abstraite, correspondant à la représentation que nous gardons en mémoire selon certaines règles apprises, mais non selon la manière dont cet évènement procède réellement. Si nous voulons amener un sujet à prendre conscience de la part pré-réfléchie de son expérience, il est indispensable de l'amener à décrire une occurrence, et non une classe d'expérience (Vermersch, 1997a et 1997b).

3) Lorsque nous agissons, nous sommes complètement absorbés par le contenu de l'action, mais ne sommes pas, sinon très peu, conscients de la manière par laquelle nous réalisons cette activité. La clé de toutes ces techniques est d'amener le sujet à réaliser un mouvement intérieur particulier qui consiste à retourner son attention du quoi vers le comment. Pour faire expérimenter ce retournement de l'attention, on doit proposer de réaliser une tâche simple, puis dans un deuxième temps,

vous demander de décrire la manière dont vous vous y êtes pris et ça c'est autrement plus difficile. Alors que la tâche consistant à laisser émerger une image mentale, par exemple l'image d'un écureuil, ne dure que quelques secondes, il faut une entière séance d'entretien pour recueillir la description du processus d'émergence de cette image.

L'évidence d'une structure dynamique

Qu'est-ce que ces techniques de prise de conscience permettent de découvrir ? Que l'expérience vécue, loin d'être un « brouillon », possède une structure bien précise, et que cette structure est dynamique. Un processus cognitif est constitué d'une succession rapide de micro-opérations internes: transformations subtiles de la direction, de l'intensité, du rayon et de la source de l'attention, opérations de comparaison, d'appréciation, « gestes » intérieurs d'amplification, de saisie, d'abandon... Habituellement, seul le résultat du processus, et ses phases les plus tardives apparaissent à la conscience. Mais plus l'expertise du sujet s'affine, plus il devient capable de prendre conscience de phases précoces, et de sensations fines.

A quoi cela sert-il de prendre conscience de cette micro-dynamique? En quoi cette prise de conscience est-elle intéressante ?

Le développement de cette « hyper-perception » permet par exemple de prendre conscience des prémisses d'une émotion, avant qu'elle ne soit devenue intense et presque «solide». Ou encore du pressentiment, de «l'inclination intérieure» qui annonce l'émergence d'une idée, d'une solution... Même un événement subjectif aussi rapide que l'émergence d'une perception visuelle ou d'une image mentale est un processus qui se déroule dans le temps, qui a une micro-dynamique bien précise.

Le plus étonnant, c'est que plus profonde est la pénétration de la conscience, plus on prend conscience de phases précoces, plus la structure de l'expérience vécue associée à ces phases est différente de la structure de notre expérience plus superficielle. Notamment, la frontière entre les différentes modalités sensorielles, et entre « monde intérieur » et « monde extérieur », y est beaucoup plus perméable que dans notre expérience habituellement consciente (Petitmengin, 2006b et 2007).

Transformer l'expérience subjective

D'une part, lorsque vous devenez conscient de la micro-dyna-mique d'un processus cognitif (au sens large), cela vous permet de le transformer. Par exemple, vous n'êtes pas condamné à avoir une «mau-vaise mémoire»: après avoir pris conscience de la séquence très précise des micro-opérations intérieures que vous réalisez pour mémoriser ou pour vous remémorer, vous pouvez la transformer. Ou encore, déve-lopper une conscience précoce des sensations subtiles qui annoncent l'émergence d'une émotion, et des micro-gestes intérieurs qui l'ampli-fient et l'entretiennent, vous permet d'apprendre à apaiser et à déjouer le processus émotionnel avant que l'intensité de l'émotion ne devienne cause éventuelle de souffrance. La possibilité de prendre conscience de la micro- dynamique pré-réfléchie de l'expérience vécue ouvre des pers-pectives très vastes et peu explorées dans les domaines pédagogique, psychothérapeutique, médical et existentiel.

Mettre en œuvre une circulation neuro-phénoménologique

Je mettrai en perspective les deux méthodes en jeu dans le déve-loppement de ma recherche : l'entretien d'explicitation de la neuro-phé-noménologie de Varela, et la pratique du training autogène comme tech-nique de relaxation et de conscience.

Il s'agit de montrer en quoi les deux utilisent un mode commun et parviennent à cet état de conscience particulier. Il y a d'une part l'état autogène et d'autre part l'état intuitif. Les éléments caractéristiques de chacun font similitude, c'est à dire: laisser aller ou laisser faire, respirer, renoncer ou abandonner, processus de concentration passive ou bien phase d'écoute, modification de l'attitude envers l'expérience subjective, nous rappelant que tout vient, sous certaines conditions.

Alors, est-il possible de prendre conscience de ces processus pré-réfléchis. Cette prise de conscience nécessite une rupture avec notre attitude habituelle, une conversion de l'attention. On peut l'appeler pleine conscience, ou conversion phénoménologique ; elle s'entraîne, et s'apprend. Il s'agit de retourner l'attention depuis le « quoi », ce qui l'occupe habituellement entièrement, vers le « comment »; de déplacer l'attention depuis le contenu vers le processus.

Aussi la méthode d'entretien d'explicitation que j'ai utilisée dans le cade de ma thèse permet, grâce à d'habiles procédés, d'amener la per-sonne interviewée à opérer ce retournement, puis à décrire le proces-sus subjectif dont elle prend peu à peu conscience, souvent avec grande surprise. Alors même qu'au début de l'entretien elle a commencé par affirmer : « je ne sais pas ce que je fais », ou « je ne fais rien », ou encore « je sais le faire, mais je ne peux pas vous dire comment je fais », arrive un moment où elle se met à parler, lentement, depuis un espace intérieur où elle entre en contact avec sa propre expérience, et en fournit alors une description d'une précision inattendue. L'expérience subjective, et même une expérience réputée aussi ineffable que l'émergence à la conscience d'une intuition, peut être décrite. Il semble du moins que la limite à laquelle cesse habituellement la possibilité de description puisse être considérablement repoussée.

Mettons maintenant en perspective les deux méthodes considérées dans ma recherche: l'Entretien d'explicitation et la pratique du Training autogène.

Il s'agit de montrer comment chacune des deux utilisent le même mode et parviennent à un tel état de conscience.

État autogène vs État intuitif

Un sentiment de passivité peut s'expliquer en partie par l'absence d'activité mentale au moment où apparaît l'intuition : le recours aux concepts et aux règles, aux connaissances acquises, à toutes les formes de mémoire, comme toute forme de préméditation, en sont exclus.

Ce sentiment d'absence de contrôle est lié à une transformation du sentiment d'identité individuelle. La sensation du flottement des limites du moi ressenti dans les phases précédentes est accentuée: au moment de l'intuition, la sensation d'être un «moi» distinct du monde vacille et même se dissout. Laisser-aller, laisser respirer, renonciation, processus de concentration et phase d'écoute, modification de l'attitude envers l'expérience, sont les conditions qui rendent possible de prendre conscience de ces processus pré-réfléchis.

Enaction et présence attentive

L'enaction s'opère par une activité attentionnelle bien particulière. Elle suppose d'adoucir son rapport au monde, et pour ce faire d'adoucir d'abord le rapport à soi-même. C'est donc bien la façon dont je porte attention à moi-même qui est l'enjeu, ma façon d'être sensible à ma sensibilité. Nous connaissons tous ces insectes aux longues antennes tactiles qui viennent effleurer d'un contact gracile les éléments qui constituent leur milieu de vie. Et bien si nos sens sont guidés par une attention sensible au toucher, garderont cette même tactilité; celle-ci nous accordera d'avancer et d'agir, quelle que soit l'activité, avec pondération et délicatesse, selon le principe homéostatique de la juste adaptation.

En effet, il est nécessaire de noter en conscience, moment après moment, ce qui se joue de la partition sensible du monde en moi et de moi dans le monde. Cette conscience maintient en retour la dynamique attentionnelle, dans sa visée, ses focalisations, invitant à des glissements, des ré- orientations, des lâcher-prises, des maintiens en prise, etc. Je précise que cette conscience n'est pas nécessairement loquace; elle remplit tout à fait bien sa fonction en restant à un niveau de conscience intuitive, sans image ni langage. Quelque chose qui, venu du corps, dialogue en retour avec lui sans passer par la pensée. Ou une pensée qui serait muette, sans langage, mais nécessaire à la régulation enactée.

Si le but de la mystique est une conscience sans pensée, pour l'être humain ordinaire une simple régulation sensori-motrice n'exempte pas du langage, mais appelle un élargissement compréhensif de ce qui se joue dans le faisceau sensoriel des actes, et l'activation du champ attentionnel dans de nouvelles orientations. L'apprentissage de l'enaction est éducation du rapport intuitif à soi et il développe une confiance aux signaux émanant du corps, à tout ce qu'il porte d'intimement constitutif de soi, et qui fait sens. C'est un acte de définition de soi, par l'apprentissage de l'autonomisation (étymologiquement : « se nommer soi-même »).

Un nouveau paradigme de la conscience

La question fondamentale que soulève Francisco Varela: «Comment pouvez-vous mettre ensemble la description neuronale et le vécù» détermine un nouveau paradigme de la conscience. Il considère l'expérience comme fondement de la connaissance et de la conscience, la neuro-phénoménologie va dans la direction d'un développement de la « science de la conscience ».

Également se pose t-il une seconde question: « comment pouvez-vous passer d'un discours prononcé par quelque chose de connu, à un discours objectivement connu personnellement, de la troisième à la première personne?». L'auteur résout cette question par la création d'une méthode « en deuxième personne ». Une technique neuro-phénoménologique qui vise le but de mettre en évidence la description de l'expérience subjective qui accompagne l'apparition d'une intuition. L'intuition, selon l'auteur, est une idée ou une connaissance spontanée qui parvient sans processus déductif. Il s'agit d'une inversion d'attention et d'attitude à partir du contenu vers le processus subjectif (expérience subjective).

Il y a quelque temps, j'ai effectué une recherche pour savoir si l'analyse existentielle de Minkowski pouvait trouver un sens et une signification dans la pratique des exercices du training autogène.

Pour Minkowski le corps n'est pas considéré comme un objet identifié dans le contexte dans lequel il vit, mais il doit être inscrit dans une véritable cosmologie.

Le thème de l'«expérience vécue » a le mérite de mettre en évidence surtout le temps et l'espace vécus comme outils de connaissance et de conscience. Il tend à inclure le sens et la signification d'une «épaisseur consciente», qui ne peut être séparée de la conscience en laquelle elle se révèle.

Donc, ma recherche a continué à expérimenter la technique du Training autogène, cette fois combiné avec l'Entretien d'explicitation, pour explorer le monde de l'expérience vécu. Cette méthodologie permet une prise de conscience psycho-corporelle qui intègre les aspects émotionnels et cognitifs. Dans ce travail, la pratique nommée « Interview d'explicitation autogène » (Idea) produit des états de conscience qui ont pour but de se placer dans une «neuroscience de l'expérience».

Un sens ressenti

Une bonne conscience intéroceptive est essentielle à une autorégulation efficace et constitue la base de nombreuses formes d'autorégulation, y compris la régulation des fonctions corporelles et la régulation émotionnelle.

En fait, notre système intéroceptif guide l'homéostasie, le processus par lequel les changements dans les tissus corporels alertent le cerveau pour créer des réponses visant à maintenir et à rétablir un équilibre interne optimal.

La conscience intéroceptive est essentielle au développement des capacités de régulation.

L'état propice pour la proprioception est de formaliser dans une posture où l'attention est focalisé sur l'organisme, les sensation plus subtiles qui peuvent émerger.

Il s'agit de se rendre attentif, d'entrer en contact avec la part subtile de la dimension sensorielle qui n'est pas immédiatement accessible. Le plus souvent, elle émerge plutôt comme un « clignotement », un infime mouvement, qui pourrait passer inaperçu.

Les manifestations émergent souvent sous la forme d'un ressenti flou qu'on pourrait appeler un «sens ressenti», (en anglais felt sense (Gendlin, 1962)). Lorsque nous commençons à repérer intérieurement ces sens ressentis, nous constatons qu'ils nous accompagnent constamment.

De cette dimension ressentie de notre expérience, nous n'avons ordinairement qu'une conscience pré-réfléchie, selon le langage de la phénoménologie. C'est-à-dire que nous la vivons, l'éprouvons sans être conscients de l'éprouver, il nous faut un entraînement, ou bien des circonstances particulières, pour en prendre conscience.

La dimension ressentie se caractérise aussi par sa transmodalité. Les descriptions qui en sont données font souvent appel simultanément à plusieurs registres sensoriels.

Un sens ressenti ne relève pas une modalité sensorielle déterminée, mais un sens ressenti a des submodalités sensorielles précises comme la direction, l'intensité, le rythme et le mouvement, qui ont pour caractéristique remarquable d'être transmodales, c'est-à-dire transposables d'un sens à l'autre.

L'orientation a une pratique proprioceptive et ne cherche pas quelque chose. Ce n'est pas une formulation appropriée. La proprioception signifie être totalement dans l'écoute et permettre à la sensation corps-esprit de se présenter et d'entrer en relation.

«Si vous vous sentez fatigué et que vous formulez intérieurement:» je suis fatigué «, vous vous identifierez instantanément à la fatigue, identification qui vous rendra « complice » de cet état et le nourrira, le soutiendra. Tandis que si vous vous détendez et adoptez la liberté de parler, d'exprimer, cette fatigue devient l'objet de votre observation.

Lorsque vous avez peur, l' « ego » est impliqué dans cette peur et ne peut pas la quitter intentionnellement. Cette image de l'ego s'évapore au moment où la peur devient une perception. Et comme la peur a besoin, pour exister, d'être stimulée par une image, alors il n'y a plus de peur.

Le corps doit devenir un objet de perception plutôt qu'une idée. C'est-à-dire que vous arrivez à la sensation originelle du corps: un vide sans limites ni circonférence. Et vous sentez le corps complètement étendu dans l'espace.

Sentir le corps tel qu'il est, vous aide à découvrir une façon de voir sans projeter. Il vous conduit derrière le corps et le moment vient où le lieu a une fin et où les énergies qui ont été fixées comme «corps» se dissolvent en elles-mêmes. En d'autres termes, puisqu'il n'y a plus d'auditeur fixé comme réel, ni quelque chose à entendre, la relation sujet-objet est dissoute. Seule l'unité reste.

L'énergie devient alors concentrique et repose naturellement sur l'écoute. Quand nous laissons émerger la sensation du corps, dans une attitude correcte il y a une autre énergie qui surgit et la perception de l'observateur en est modifiée.

Conclusion

La relation avec le corps, et celle avec l'environnement restent identiques, mais seules la proprioception et son observation par amplification de conscience conduisent à la transformation de cette conscience.

Il nous est possible d'en construire une méthode scientifique dont la particularité est de reconnaître la réaction de l'état de conscience dans la sensation, et ceci tresse un fil rouge, non seulement psychologique, mais également neurophysiologique, anthropologique, et social.

La proposition méthodologique de la neuro-phénoménologie consiste à intégrer l'expérience des niveaux neurodynamiques d'une manière aussi explicite que rigoureuse. L'objectif est l'intégration de la structure phénoménale de l'expérience dans les opérations neuronales à grande échelle. Il s'agit de créer ces situations expérimentales contrôlées dans lesquelles le sujet est impliqué dans l'identification et la description des catégories d'expérience, afin de clarifier les manières dont les propriétés neurodynamiques de la conscience et de l'activité cérébrale forment un modèle prédictif entre les domaines d'expériences et les neurones.

Bibliographie

Balconi M, Psicologia degli stati di coscienza Dalla coscienza percettiva alla consapevolezza di sé, LED Edizioni Universitarie, 2006.

Bertossa F, Ferrari R. Cervello e Autocoscienza. Rivista di Estetica, n.s., 21 anno XLII, pp. 24-48, Rosenberg e Sellier, 2002.

Boggio Gilot L, Coscienza Transpersonale e maturità spirituale, Atti 8° Congresso Internazionale di studi delle esperienze di confine, Echi d'Altrove, S.Marino, 2004.

Csikszentmihalyi, M.Flow: The Psychology of Optimal Experience, Harper Perennial Edition, 1991, traduzione Il pensiero Scientifico, 1964.

Depraz N., Varela F. Vermersch P., On Becoming Aware: Pragmatics of Experiencing, Amsterdam, John Benjamins, 2003.

Emmons M. e MC Cullogh, Counting Blessings Versus Burdens: An Experimental Investigation of Gratitude and Subjective Well-Being in Daily Life Journal of Personality and Social Psychology Copyright 2003 by the American Psychological Association, Inc. Vol. 84, No. 2, 377–389, 2003

Gendlin E., Experiencing and the creation of meaning, Northwestern University press, 1962.

Gonzales De Rivera J. L. : Psicoterapia Autogena, traduzione italiana, Centro Divenire, Edizioni Libreria Cortina, Torino, 2009.

Maturana H. R. Varela F. L'albero della conoscenza, Garzanti Libri,1999;

Peterson, Christopher & Seligman,. Character Strengths and Virtues: A Handbook and Classification, Washington, D.C, APA Press and Oxford University Press, M.E.P, 2004.

Palladino L., "Entretien d'Explicitation e Training Autogeno, come migliorare lo studio e il disagio degli studenti"in Convegno E.C.A.A.T., 15 Marzo 2015, Padova.

Palladino L., "Metapsicologia del Training Autogeno". Convegno nazionale I.S.A.T.A.P.

"Antropologia autogena, cultura, ritualità e psicologia dell'ascoltarsi", 17 Aprile 2015, Palermo.

Palladino L., "Training Autogène et besoin urgent dans l'apprentissage",XIII Congres of SFRP, Lyon, 29-30/05/2015.

Palladino L., "Explicitation Interview & Autogenic Training"in"Bionomical concept and future orientation in relaxation and symboltherapy - research – training – methodology".VI International Congres of relaxation and symboltherapy, Budapest 02-03-04/07/2015.

Palladino L., "Metapsychology of Autogenic Training", III International Congress of Sciences and Meditation–II I.S.A.T.A.P. Congress, Las Palmas, 11-12/09/2015.

Palladino L., "Metodologie Autogene"Il bisogno di quiete e raccoglimento come esperienza creativa, Collana: Complessità e Autogenia, ISBN: 978-88-95311- 83-8© Luciano Palladino, Edizioni ETImpresa, Torino, Maggio 2016.

Palladino L., "Interview of Explicitation of Autogenic Training", IV International Congress I.S.A.T.A.P. Chiavari-Genova, 12/05/2017.

Park N., Peterson C., Seligman M. P., Strengths of character and well-being, Journal of social & clinical psychology, Vol.23, n.5, 2004.

Petitmengin C., La Genèse du Sense: un processus simplexe, Collège de Paris, 2016.

Petitmangin C., L'expérience intuitive, avec la préface du Francisco Varela, Paris, L'Harmattan Editions, 2001.

Petitmengin C., Describing one's subjective experience in the Second Person an interview method for a science of counsciousness, Phenomenology and the cognitive sciences, Springer Science + Business Media B.V. 2006.

Petitmengin C., Découvrir la Dynamique de l'Expérience Vécue, Bullettin de Psycologie, Paris, 2007.

Ryan R. M. and Deci E. L., Self-Determination theory and the facilitation of intrinsic motivation, social development, and well being, American Psychologist, 2000.

Salmaso L., Virtù e forza del carattere: "La psicologia positiva" ci porterà verso un paradigma dialogico?", Tre Dimensioni. Roma, 2008.

Schultz, I.H., Il Training Autogeno, Vol. I, Esercizi inferiori, Feltrinelli, Milano, 2002.

Schultz, I.H., Psicoterapia bionomica,, Ed. It. W. Orrù, M. Gastaldo Ottobre. Masson, Milano, 2001.

Vannini A., Un Modello Sintropico della Coscienza, Università Degli Studi Di Roma "La Sapienza"Facoltà Psicologia 1, Dottorato di Ricerca in Psicologia Cognitiva, Psicofisiologia e della Personalità, 2017.

Varela F., Humberto Maturana, Autopoïesi e cognizione: la realizzazione del vivente,Marsilio edizioni, 2001.

Vermersch P., Explicitation et Phenomenologie, Paris, PUF 2012,

Vermersch P., L'entretien d'explicitation, Paris, Editions ESF, 2003.

Une perspective psycho-thérapeutique : de la sensation psycho-corporelle à la conscience de soi. Un cas clinique.

Dr. Carmine Grimaldi & Dr.ssa Maria Dolcetti

Résumé

L'auteur fait appel à un exemple clinique pour exposer la méthode psychothérapique dénommée «Le Sens dans la Psyché». L'accomplissement de cette méthode permet l'accès à la conscience de soi. Elle est applicable comme thérapeutique, ou pour promouvoir la bonne santé. Elle conduit à emprunter ce cheminement psychocorporel: Fait (circonstance) -> (ressenti): Sensation -> Conscience (Elaboration analytique/créative) -> Action. La Sensation est la révélation initiale de la personnalité. L'Elaboration analytique/créative donne la possibilité de construire la pensée à partir de la sensation. L'action révèle la conscience, dans la réalité de l'existence. Connaître sa propre personnalité et le monde permet de mener à bien ses objectifs.

Introduction

Nous présentons dans cette intervention un traitement de la Psyché par une méthode qui intègre la Psychothérapie Autogène de J. H. Schultz, et « le Sens dans la Psyché », méthode psychanalytique de Maya Liebl. Cette approche permet au patient de prendre conscience de soi et de trouver dans sa réalité existentielle la solution appropriée pour résoudre le problème.

C. Grimaldi présente un cas clinique (1ère partie), M. Dolcetti présente la méthode éducative (2ème partie).

Première Partie

Description de la méthode

La Psychothérapie Autogène de J.H. Schultz permet au patient d'entrer en relation avec lui-même, au décours de l'état méditatif présent dans le vécu autogène.

La méthode de M. Liebl donne au patient la possibilité d'élaborer le vécu autogène, d'en saisir le sens (signification) et de le manifester en agissant dans la réalité. Cette méthode est basée sur le parcours circulaire suivant: un Fait > Sentir > Sensation > Élaboration Analytique/Créative > Conscience (pensée) >Action>.

Le fait est la réalité empirique-personnelle, la substance de laquelle naît la sensation qui à son tour, grâce à l'élaboration analytique/ créative devient conscience de soi en tant que pensée subjective, et se manifeste dans le monde par une action objective. L'élaboration analytique/ créative est une activité uniquement personnelle et intrapsychique[1].

La conscience de soi est le contenu conscient de la vie intérieure qui se traduit à travers une action dans la réalité extérieure afin d'arriver à la réalisation du soi. Elle est l'expérience de l'individu, bien différente de l'esprit entendu comme une activité mentale: se rappeler, calculer, percevoir, etc.

Les neurosciences ont étudié les fonctions de l'esprit à partir des années 80. Leurs résultats se sont considérablement enrichis au cours des dernières années grâce aux nouvelles technologies: IRM, TEP, SPECT, etc. Grâce à ces moyens, on est parvenu à explorer l'esprit et à en obtenir des données, précises et reproductibles, ce qui réduit les réflexions des siècles passés à propos de celui-ci en fatras de sophismes vagues et inutiles. Les études du cerveau par les neurosciences montrent que connaître est un parcours tout à fait personnel qui ne peut être généralisé. Les méthodes employées par ces neurosciences se montrent peu coûteuses et paraissent surpasser psychanalyse et psychothérapies verbales. La frontière entre l' « esprit biologique » et la conscience de soi devient vraiment difficile à tracer ! Par exemple, les médicaments psychotropes, agissent sur le substrat organique de l'esprit, mais il est vrai qu'ils influencent également la vie psychique: émotions et sentiments. A l'inverse, les expériences qui déterminent des émotions significatives conditionnent l'esprit. Lorsque les circuits nerveux sont endommagés, la conscience de soi change et alors on peut supposer que les mutations du sens de l'existence sont partiellement préparées dans les circuits nerveux. La sensation qualitative ressentie devant un objet est différente du substrat organique en tant que manifestation des voies nerveuses d'où parvient l'image mentale. On peut identifier les mécanismes cérébraux qui permettent de traiter les données et faire émerger le sens de l'identité personnelle ; lorsque ces mécanismes cérébraux sont endommagés, la modification de leur fonctionnement ne nous permet plus de nous retrouver, du fait de l'altération de notre conscience.

C'est le Moi, en tant de conscience de soi qui nous permet de saisir le sens personnel de la réalité et de poser les questions essentielles pour nous ouvrir au monde. Cette conscience, selon la méthode de M. Liebl, est dérivée du Sentir ; elle représente la base primordiale qui

---

[1]   NdE: *Analytique/créative est ci-dessous abrégé :* « a/c »

donne un sens au vécu personnel émergé du T.A., permettant à l'homme de se percevoir comme une ouverture dans le monde dans lequel il vit. L'expérience primaire de la naissance de la Sensation, à travers l'Élaboration analytique/créative se transforme en conscience puis en action. Sentir est une capacité de la Psyché qui est bien différente de la perception physiologique ; la conscience de ce qu'on sent permet d'utiliser le langage et la logique pour se poser des questions en partant de soi même, permet de parvenir à se réaliser dans le contexte réel: qui on est. La prise de conscience est un parcours strictement personnel ; il n'y a pas d'autre chemin pour réaliser l'expérience que celui d'entrer en soi-même et de chercher à découvrir dans cette intimité absolue de l'ici-et-maintenant ce qui signe le mouvement de l'existence.

Le Moi en tant que conscience qui donne un sens à la vie provient de la Sensation de la personne grâce à l'élaboration a/c. Le phénomène objectif tangible, manipulable et externe est le même pour tous les êtres humains donc il n'a pas de sens personnel. La conscience de soi est la donnée subjective-empirique qu'on ne peut pas saisir comme on saisit un objet. C'est une donnée dont seul le sujet lui- même est conscient et qui ne peut devenir une donnée objective pour quelque témoin extérieur. La Sensation ne peut être observée du dehors, elle peut seulement être acquise de l'intérieur. Elle reflète des données originales et singulières à la personne. Les données neurologiques ne sont pas la conscience même si on ne peut être conscient sans support neurologique. La base neurologique est une condition du possible, c'est une structure qui permet de saisir le Sentir, à travers lequel on arrive au Sens personnel selon la méthode de M. Liebl.

Le Sentir est le facteur qui donne la qualité à l'organisme par un parcours intrapsychique, et qui devient le savoir de soi-même dans l'ici et le maintenant de l'existence. Le Sentir n'a pas de nature physique et donc il ne peut être observé par autrui. Il n'est pas une énergie puisqu'il ne perçoit pas ni ne comprend. Il n'est pas non plus un ensemble de fonctions analysables de l'extérieur par les yeux ou par les caméras. Le Sentir, c'est la capacité de percevoir le soi à l'état naissant, il est la première apparition de la conscience.

La vie consciente n'est pas l'ensemble des fonctions vitales: reproduction, automatisme, adaptation, synthèse. C'est quelque chose d'autre. C'est de savoir le sens des fonctions pour la personne et pour sa réalisation dans le monde.

Le sentir (la sensation) est mien, seulement mien, personnel, unique et non reproductible ; il n'existe pas de théorie qui puisse l'expliquer en général. Le Moi en tant que conscience de soi n'est ni toi ni lui, sinon il disparaît dans l'identification avec eux.

On ne peut théoriser la conscience comme un récipient d'observations, ni comme une matière qui contiendrait les représentations du monde: elle est un a priori de ce qui se passe dans le soi sans en saisir le sens. Le point de départ des Faits que l'homme rencontre est placé dans le Sentir qui s'active afin de se transformer en Conscience.

Le Fait représente l'expérience du Soi en relation avec le monde, il permet de percevoir la possibilité de conscience, avec la Sensation qui donne la qualité du vécu, le révèle dans la réalité, et nous permet de comprendre qui nous sommes en relation avec le monde. La Sensation est l'élément de la Psyché qui connaît le contenu du Soi originaire et intérieur, c'est elle qui dévoile le soi, donne à la personne la possibilité de découvrir ce qui est réel dans sa propre vie; elle permet de transcender l'inconscient perçu comme un vide. La Sensation n'est pas le résultat de la culture personnelle à laquelle nous faisons référence dans notre vie de relation.

La première apparition de la réalité de soi est dû à la Sensation, grâce à laquelle on peut découvrir le sens pour lequel nous vivons dans la réalité existentielle; au moyen de l'Élaboration a/c elle se transforme en auto-conscience. On devient conscient et on comprend être lié au monde et en même temps distinct.

L'auto-conscience permet de saisir qui l'on est dans le monde, elle me fait savoir que moi je suis moi. Le soi n'est pas tangible, pourtant il se montre; le soi n'est pas un objet mais il exprime la première apparition du sujet comme l'existence irréductible d'une personne. Le Sentir est l'origine; le Moi est la conscience qui reconnaît le Soi, duquel provient le sens de la vie et les valeurs qui conduisent notre vie chaque jour, sur quoi notre monde personnel est basé. On est parce qu'on se sent ainsi, et c'est sur quoi les relations sociales se basent. La prise de conscience est la lumière qui voit le monde!

Le Fait consiste dans la perception de soi-même comme un sujet qui vit dans l'existence, la perception de soi-même comme un autre rend l'homme un objet externe et inexpérimenté. Le Fait est ce qui se révèle en effet dans la Sensation de l'individu. La sensation à son tour donne origine à la connaissance à travers l'Élaboration a/c qui est intérieure et donne le sens de l'existence comme une donnée personnelle, se traduisant par l'action dans le monde fondé sur la conscience. Se sentir conscient nous dirige dans l'ici et maintenant de l'existence! le Sentir dans le Sentir Soi-même est le principe de la conscience de soi; il devient l'expérience qui est le début de la créativité. Le moi-Conscience de Soi né de la Sensation provient du Sentir et se réalise à travers l'action de la personne dans le monde réel.

Cette perspective de Psyché change le paradigme scientifique auquel nous sommes habitués! Ce n'est pas la science de l'objet, mais la connaissance du sujet même, qui s'active dans l'homme au moment de l'action. Demander qui est, et ce qu'est l'homme, est une question vague et abstraite; je peux savoir seulement qui je suis, et ce que je suis. La personne n'est pas une donnée déjà prête, mais elle se construit en partant de son soi originel et singulier, qui se manifeste à travers la Sensation, et qui ne peut pas être reproduit par soi ou par les autres.

Un cas clinique

Je décris ce cas clinique pour étayer ce qui a été précédemment exprimé par la théorie.

J'enseigne au patient l'entraînement autogène de J. H. Schultz, dont le développement se base sur la capacité du patient à percevoir le monde intérieur sans aucune interférence externe. Lorsque le sujet passe à l'état méditatif–autogène, il arrive à saisir son vécu sans interférence cognitive, il aperçoit la manifestation du soi qui s'ouvre en son intimité et prend conscience de « qui il est » à cet instant. Le patient du cas clinique dont je parle a réussi à atteindre cet état psycho-organismique après avoir appris l'exercice de la chaleur.

Quand le patient est capable de saisir le vécu, j'introduis la méthode de M. Liebl, pendant l'analyse du protocole de l'exercice réalisé selon le T. A. à la maison. Le patient apprend à mettre en relief le Sentir par les Sensations et les Émotions, puis grâce à l'élaboration a/c il arrive à la réalisation du sens de soi (la signification) qui se traduit en action dans le monde.

Le patient éprouve un nouveau mode d'être, il observe les nouveaux schémas de son comportement, correspondant à ce qu'il pense et qui proviennent de l'Elaboration a/c de ses Sensations et Émotions.
Le patient est un homme de 45 ans, marié et père de deux enfants: une fille de 12 ans et un fils de 10 ans. C'est un excellent avocat qui vit et travaille à Ancône. Sa femme est deux ans plus jeune que lui, elle aussi est une avocate et elle travaille dans le même cabinet mais sur des sujets professionnels différents.

Depuis 5 ans, le patient qui a toujours bénéficié d'une bonne santé souffre de symptômes psychosomatiques: insomnie, anxiété, constipation, intense gastralgie. Le traitement médical prescrit par le spécialiste, un interniste universitaire, a été modifié plusieurs fois, mais les résultats ont été toujours insatisfaisants. La gastrite continue et augmente pendant les périodes de tension professionnelles et familiales. C'est alors que le patient, à la suite d'une suggestion du médecin spécialiste, s'adresse au psychothérapeute (l'auteur). Le médecin généraliste du patient par contre n'était pas d'accord avec ce choix.

Après trois rencontres d'anamnèse et d'introduction, on commence le parcours de la Psychothérapie Autogène selon la perspective du «Sens dans la Psyché».

L'apprentissage de T. A. est facile et rapide. Après l'exercice de la chaleur le patient est déjà capable d'entrer dans l'état autogène et d'enregistrer le vécu dans le protocole. Les expériences vécues sont élaborées pendant la séance personnelle, tandis que leur sens est cherché avec la méthode de M. Liebl. Les améliorations des symptômes organiques sont constantes et progressives, elles vont de pair avec la capacité du patient de donner une signification à ce qu'il sent et de s'adapter à la réalité d'une manière créative.

Après six mois, il se sent guéri et le traitement psychothérapeutique se termine! Le contrôle après trois mois confirme le bien-être qui est encore présent à ce jour.

Décrivons le moment-clé où le problème et sa solution sont apparus : au cours d'une séance de Training Autogène, pratiquée à la maison, l' image suivante a émergé:

«devant moi, je voyais la mer bleue, calme et tranquille telle que je l'avais vue en vacances ... sous la surface de l'eau j'ai vu une nageoire ... J'ai eu très peur ... J'ai imaginé que c'était un requin ... Je me suis beaucoup étonné ... Je me suis précipité en nageant vers la plage à moitié mort .... un groupe de personnes est venu à mon aide .... ils m'ont dit que c'était un dauphin et que ce n'était pas dangereux ...».

Il montre la représentation de l'image colorée de T.A. Il y a la mer, le soleil, une nageoire sous l'eau et un homme à demi évanoui. Après que le patient ait décrit et expliqué l'image, je lui demande de raconter les Sensations et les Émotions qu'il a éprouvées. Il mentionne: peur, soulagement, joie, détente. Chacune de ces Sensations est élaborée avec la méthode de M. Liebl, qui permet de trouver le Sens de Soi. A titre d'exemple les sensations les plus intenses qui ont été élaborées sont la peur et la joie.

Suite à ma demande, le patient décrit ainsi la peur: «J'étais terrorisé, je croyais que c'était un requin et qu'il pouvait me manger. Je craignais pour ma sécurité. J'ai pensé que je devais nager aussi vite que possible pour rejoindre le rivage. J'avais besoin de me sauver. La joie, je l'ai ressentie quand je suis arrivé à la plage, et je me suis rendu compte que j'étais sauf et hors de danger ».

L'élaboration a/c lente et progressive montre que la peur exprime le besoin de sécurité et la joie celui d'être sauf et entier. Après une brève pause, il associe son expérience dans le bureau du directeur de la banque qui l'avait convoqué pour cause de défaut de paiement. Le directeur l'avait gentiment menacé de clôturer le compte et le financement si cette erreur se reproduisait. L'avocat n'y avait pas beaucoup pensé entretemps. Pendant l'élaboration du T. A. il a revécu l'épisode de la banque ressentant une rage intense et une grande surprise. Le lendemain, il a demandé un entretien avec le directeur de la banque, au cours duquel il a exprimé son mécontentement à propos du comportement du directeur.

Le directeur a compris et s'est excusé de son attitude et de sa façon incorrecte de s'exprimer, même s'il y avait erreur du client.

L'Action a permis de clarifier le malentendu, et de revenir à une relation normale.

Ce qui a donné au patient la Joie: La conscience révélée par l'action a redonné le bien-être au patient et la tranquillité au rapport professionnel.

La capacité de percevoir et de sentir les Sensations grâce à la prise de conscience de soi a été codifiée, de cette façon, pour la première fois, par M. Liebl, (expliqué auparavant).

Conclusion

J'ai montré par un cas clinique la méthode psychothérapeutique utilisée au Centre Psico.Din. d'Ancône. La méthode est basée sur l'émergence du vécu au décours de l'entraînement autogène de J. H. Schultz, dans un état méditatif-autogène; ensuite, le sens de l'expérience est élaboré avec la méthode: Le Sens dans le Psyché de M. Liebl. La pensée consciente est appliquée dans la réalité existentielle après avoir formulé un projet adéquat. Cette méthode permet de trouver les solutions aux problèmes de l'existence, de bien vivre et d'établir la tranquillité relaionnelle.

J'ai décrit une séance particulièrement significative d'un patient qui souffre de troubles psychosomatiques pour illustrer à travers son cas clinique empirique la méthode de notre Centre.

L'Education aprés la therapie:

l'education de la personne avec l'image e le training autogène

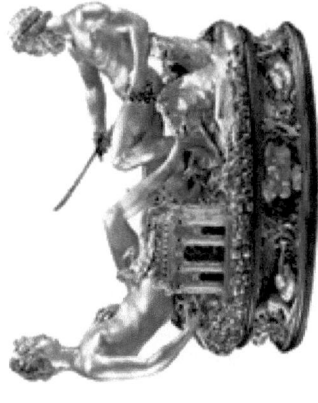

Benvenuto Cellini 1543
(la salière)

Le rapport donne la sensation d'harmonie,
distinction et separation.

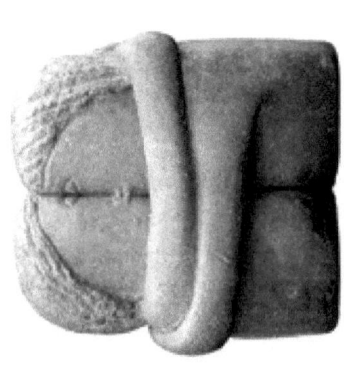

Costantin Brancusi 1907
(le baiser)

La symbiose donne la sensation
de immobilité et indistinction.

Deuxième partie

L'éducation de la personne avec l'image et le training autogène

Le travail qui se déroule dans le Centre Psico.Din. de Ancona de M. Dolcetti dans une perspective éducative, conjugue la méthode de J. H. Schultz, la Représentation Artistique, et la méthode de M. Liebl; voici un avec un bref exemple.

Le T.A. de J. H. Schultz et la représentation artistique apportent le matériel sur lequel s'applique le Sens dans la Psyché, qui permet d'actualiser le comportement conscient au niveau individuel ou au niveau d'un groupe.

Deux images (voir ci-contre).

1 - La première image montre la condition émotive de la patiente. Ici il y a le sens de l'immobilité, de l'indistinction et de la symbiose.

2 – La seconde image présente la séparation psychique de la patiente après l'apprentissage de la methode de Maya Liebl. Cette méthode permet de réaliser son bien être, l'autonomie dans la conscience de soi.

Bibliographie

Damasio A., L'erreur de Descartes, l'émotion, la raison et le cerveau humain, Milano, Adelphi, 1994.

Grimaldi C., Activation du corps en Psychothérapie Bionomique / Autogène, Erickson, Trento, 2013

Liebl M., Le Sens dansla Psyché, Belforte, Livorno, 1985

Ranty Y., Le Corps en Psychothérapie de Relaxation, L'Harmattan, Paris, 2001.

Schultz J, H,, Le Training Autogène, vol. 1 et 2, Feltrinelli, Milano, 1968

Wittgenstein L., Tractatus logico-philosophicus, , Einaudi, Torino, 1995.

Images :
Brâncuşi C., Le Baiser (1907)
Cellini B., La salière (1543)
(Photographies fournies par l'Auteur)

Psychothérapie dans l'Eau chaude de l'angoisse vers le plaisir

M. Willem Van Lynden

Résumé

La relaxation aquatique est une forme de thérapie corporelle douce et efficace pratiquée dans l'eau chaude (36°C). En tant que psychothérapie, elle a pour objectif de faire émerger la notion d'identité propre, pour une prise de conscience en Soi (narcissisme) et de son indépendance. Soit une nouvelle image du corps pour les malades alcooliques qui ont beaucoup de difficultés à s'exprimer. Les effets curatifs de l'eau chaude produisent des réponses spontanées dans le tissu conjonctif et le système nerveux autonome ainsi que sur les niveaux énergétiques. Cela conduit à un état de relaxation profonde et de libération de stress. Cet état de libération des restrictions myofasciales et des adhérences articulaires, permet une plus grande attitude de mouvement et l'ouverture de nouvelles voies musculaires. Ce travail peut aider les malades alcooliques à combler leurs failles et retrouver le plaisir ainsi que la parole. La vignette sur M. B démontre que la détente et les échanges avec autrui deviennent possibles, créant ainsi du plaisir et du bien-être.

Mots clés : psychothérapie aquatique, alcoolisme, relaxation, plaisir.

Thalès, le philosophe grec, a émis l'hypothèse que l'eau est la cause matérielle de toutes choses ; il n'était pas trop loin de la réalité. Après tout, le corps humain contient 75% d'eau, l'eau couvre 70% de la surface de la terre, et l'H2O est littéralement l'élixir de la vie; et depuis toujours l'humanité a recherché le pouvoir curatif de l'eau.

Dans de nombreuses cultures l'eau symbolise la vie régénérée, purifiée, on baptise avec l'eau, rituel qui fait entrer la personne dans une communauté, et donne à la personne son identité, son prénom avec également une identité propre. Le travail en piscine permet de retrouver ces rituels fondateurs, les comportements universels intégrant une personne reconnue comme individu dans un groupe social auquel elle pourra participer.

Déjà au 17ème siècle un navigateur néerlandais commerçant avec les japonais décrivait dans ses mémoires, en tant que témoin, une séance de « désenvoûtement dans l'eau avec une « folle », au Japon. Il écrit : « Plusieurs personnes étaient dans l'eau autour d'une femme qui était très agitée. Ils faisaient du bruit en soufflant dans l'eau, tout en agrippant la femme par le bras, les épaules en s'immergeant progressivement sous l'eau. Ils y restaient très longtemps, je croyais qu'ils allaient se noyer. Lorsqu'ils sont revenus à la surface, la femme était plus calme. Les personnes autour d'elle l'allongeaient et se promenaient avec elle dans l'eau en faisant du bruit en soufflant. Quand ils sortirent de l'eau, la femme était plus calme, et n'avait plus le regard hagard d'auparavant ».

La relaxation aquatique a eu sa période de gloire dans les années 70 avec des bébés nageurs et les naissances dans l'eau. J'ai pu assister à quelques séquences avec Denis BROUSSE à Montpellier. Il a travaillé dans l'eau avec des bébés et leur parents. Il créa ensuite une activité aquatique pour futures mamans, activité qui permit une meilleure approche de leur bébé durant l'activité bébé nageur.

Cette activité basée sur la relaxation et un travail respiratoire faisait découvrir l'importance du sonique et de la résonance dans l'eau. Ces femmes vivaient leur corps, rentraient en elle-même pour mieux en sortir ; elles respiraient. L'effet vibratoire provoquait un massage interne de tous les organes, un déplissement des alvéoles pulmonaires, bousculant les limites de l'air résiduel. Les échanges gazeux, sanguins, hormonaux, s'effectuaient mieux.

Plus tard, en travaillant avec des personnes en difficulté avec l'alcool, ces expériences m'ont donné l'idée de développer la relaxation aquatique thérapeutique. On constate que beaucoup de malades alcooliques ont des difficultés à sentir leur corps et la respiration est souvent difficile. La relaxation aquatique n'est pas un remède miracle, c'est un moyen parmi d'autres activités corporelles pour trouver un mieux-être dans son corps, et de créer une brèche dans les résistances corporelles, de liquider les deuils depuis toujours présents et de découvrir ou de redécouvrir le plaisir dans son corps. Alors, cette relaxation aquatique comment se passe-t-elle ?

Il s'agit d'une activité pratiquée dans une piscine d'eau chaude à 33°, chaque séance durant une heure, suivie d'un quart d'heure de dessin où sont exprimées verbalement les impressions de chacun des membres du groupe. Les patients travaillent sur deux axes : corps vécu et corps perçu. Il est important de travailler sur la confiance de base et surtout l'autonomie.

Pour beaucoup de patients, l'eau est angoissante parce qu'espace inconnu. Il est donc important d'être rassurant, que l'immersion se fasse progressivement et le relaxant toujours présent. Une fois dans l'eau on travaille d'abord la maîtrise de la respiration, il est important de prendre conscience de la différence entre la respiration terrestre et aquatique. Ensuite, on enchaîne avec des exercices ludiques, marcher dans l'eau d'abord yeux ouvert ensuite yeux fermés, traverser la piscine en sautant le plus haut possible en expirant et criant le plus fort possible, ou encore souffler dans l'eau en faisant des bulles pour ensuite mettre la tête sous l'eau et y rester le plus longtemps possible. Après avoir trouvé la maîtrise de son souffle sous l'eau, descendre en soufflant jusqu'au fond de la piscine et y rester le plus longtemps possible. La plupart des patients y arrivent au bout de trois séances.

Autre exercice, debout au bord de la piscine, le dos tourné vers l'eau, les yeux fermés et se laisser tomber dans l'eau toujours en soufflant et en criant.

Le patient va donc être à l'écoute de lui-même en marchant, en soufflant, en s'immergeant. Il va aussi y être porté et trouver l'équilibre avec ou sans aide.

L'élément liquide engage aussi à une attention intériorisée et permet pendant les portages et la relaxation de faire émerger des images et fantasmes, et sentir des zones corporelles jusque-là muettes.

En effet, dans l'eau, l'enveloppe peau, elle-même enveloppée par l'eau, va être touchée à l'extérieur mais aussi à l'intérieur au travers des modifications physiologiques internes liées à la pression hydrostatique, on y est touché globalement et en permanence. Pour la plupart de nos patients, le travail dans l'eau amène une sensation agréable, un sentiment de bien-être, du plaisir et un vécu unifié de leur corps. Ils en parlent souvent en verbalisation.

Une patiente me disait en entretien : « dans l'eau j'ai retrouvé des sensations dans le bas de mon corps, j'avais presque oublié que j'avais un sexe. Cela faisait plus de dix ans que je n'avais plus rien senti à ce niveau-là ».

Une autre : « je me sentais bien enveloppée par l'eau, j'avais un sentiment de plénitude, je me sens de nouveau entière, c'est la meilleure relaxation qui soit ».

Une autre encore: « j'étais bien là, allongée, c'était bien chaud, je sentais bien ma respiration, c'était comme une libération. C'était mieux qu'une cuite, je me sentais si légère, en paix avec moi-même; l'alcool ne m'a jamais donné cette sensation ».

Vignette : Monsieur B

M. B, âgé de 48 ans est séparé de sa femme, il s'alcoolise forte-ment depuis sept ans à la suite d'une période où il prenait de la cocaïne. M. B est né prématurément (28 semaines) ce qui fait qu'il a quelques séquelles neuro et physiologiques. Au début de son séjour, il montre peu d'entrain aux activités physiques, et la relaxation est quasiment impos-sible. Dans le groupe de parole, il parle peu et rarement de lui-même. Il est difficile d'aborder avec lui ses difficultés liées à l'alcool.

Nous comprenons cependant que l'alcool n'est pas un plaisir mais fait partie de sa vie et semble être indispensable, au même titre que le sont les grandes fonctions vitales et instinctives. En tant qu'interlocu-teur, nous avons la désagréable impression de ne pas entrer en relation avec lui. Son vécu intérieur semble bien loin de ses préoccupations. Il ne parle pas de son passé et ne se projette pas dans l'avenir. Seules, ses atteintes somatiques semblent avoir marqué sa vie. Il va donc falloir en-visager un autre forme de prise en charge, d'autres médiations que la parole. Les atteintes corporelles et le recours à l'action constituant fina-lement notre seul moyen d'entrer en contact avec lui, nous avons décidé de respecter ce mode d'expression et de travailler avec.

Le travail aquatique lié à des dessins nous semblait pour lui le plus indiqué. Nous lui avons donc proposé de l'intégrer dans un petit groupe (huit personnes), sur prescription médicale. Le début était plutôt difficile. M. B ne voulait pas aller à la piscine, prétextant avoir peur de l'eau. Alors, nous lui avons proposé de venir assister à l'activité, avec le groupe sans entrer dans l'eau.

Après avoir longtemps hésité, il a finalement accepté de venir, mais n'a pas voulu se mettre en maillot de bain, disant qu'il avait honte de son corps et ne voulait pas se montrer aux autres. Cela a ouvert la porte à un travail sur la nudité : Qu'est ce qui se passe quand j'enlève mes vêtements face aux groupe ? C'est là ou le dessin du corps peut être important, mais M. B était incapable de se dessiner. C'est au bout de deux séances passées au bord de la piscine que M. B a bien voulu se déshabiller et mettre ses pied dans l'eau. Un peu plus tard aidé par les autres participants il a commencé à marcher dans l'eau pour ensuite de participer au jeu de ballon toujours organisé à la fin de séance. Après la séance, il a enfin pu faire un dessin, il a juste dessiné une tête en disant c'est la seule chose qui fonctionne chez moi. Je n'aime pas mon corps, de toutes façons je ne le sens pas.

C'est à la cinquième séance qu'il arrive à s'immerger complètement dans l'eau. Durant cette séance j'ai pu le convaincre de s'allonger dans l'eau, en lui tenant la tête et le dos. Au départ sa respiration était irrégulière et angoissée son corps complètement raide. Après quelques minutes on a pu constater un changement : corps plus lâché et respiration plus régulière. Après cette séance il a dessiné une bouteille entourée de noir. C'est durant l'entretien le lendemain qu'il arrive à en parler : « Je ne suis rien, j'aurai dû mourir à la naissance, je ne suis qu'une tête, mon corps je ne le sens pas. La bouteille c'est moi. Je suis comme une bouteille dans la mer ». Dans la séance suivante, il semble déjà plus à l'aise dans l'eau, mais a toujours besoin que je reste avec lui. A la fin de séance il accepte de s'allonger sur un tapis dans l'eau, difficile au début avec une respiration saccadée, mais se calme peu à peu quand je mets mes mains sur ses chevilles.

C'est en entretien qu'il a pu parler de son vécu en piscine : « Allongé sur le tapis, j'ai en un seul coup senti qu'il y avait de la vie dans mon corps, mais c'était très angoissant, j'avais peur d'être englouti par l'eau. C'est seulement quand vous avez mis vos mains sur mes pieds que je me suis senti en sécurité ». Et peu après un moment d'hésitation il dit : « vous savez, je n'ai jamais connu mon père ». Quand je lui demande d'en dire un peu plus, il dit que son père a disparu peu avant sa naissance, sa mère « n'a jamais voulu lui en parler ».

C'est à l'avant dernière séance qu'il arrive à aller au fond de la piscine en tenant mes mains, on descend doucement jusqu'au fond de la piscine et on s'assoit pendant quelques secondes. En remontant, il commence à paniquer, et il faut que je le prenne dans mes bras pour remonter. Un fois hors de l'eau il commence à pleurer, et peu après quitte le bassin pour ne pas y revenir. Il n'a pas voulu assister à la séance de dessin après la piscine.

Il a pu parler de son vécu en entretien : «la descente jusqu'au fond de la piscine c'était agréable, je me sentais vivant. Assis au fond c'était comme dans un rêve, je voyais des couleurs, j'entendais des voix et me sentais en sécurité en tenant vos mains. C'était agréable, du pur plaisir. Je n'avais aucun envie de remonter. C'est justement en remontant que ça n'allait plus, il n'y avait plus de lumière, et j'avais l'impression de m'étouffer, de mourir. J'ai voulu crier, mais je n'y arrivais pas. De toute façon il n'y avait personne pour m'entendre. C'est seulement quand je me sentais enveloppé par vos bras que j'ai pu lâcher et de nouveau respirer». Ensuite dans un flot de mots, il parle de sa naissance : « Je suis né prématurément parce que ma mère a tenté d'avorter, je n'étais pas désiré. Il semble que j'étais une plante verte et tout le monde pensait que je n'allais pas survivre. On m'a baptisé juste après ma naissance, mais on m'a baptisé pour mourir, pas pour vivre. Il semble que c'est seulement vers sept ans que je suis entré dans la vie. Oui, j'étais bon élève, et j'ai pu faire des études, mais pour moi je ne vivais pas, je ne sentais rien, je n'ai jamais pu me regarder dans un miroir. Hier j'ai pour la première fois pu sentir quelque chose. C'est un bon signe, non ? Je lui demande de m'en dire un peu plus, qu'est qu'il a senti ? Il répond : « dans vos bras, je me sentais accueilli ».

A la séance suivante je lui ai proposé de se mettre au bord de la piscine, dos tourné vers l'eau, pour se laisser tomber ensuite. Il a hésité, puis en me regardant dit : « bon, je vous fais confiance », et en fermant ses yeux se laisse chuter dans l'eau où il est accueilli par les autres participants. Il tremblait, pleurait, mais arriva un peu plus tard à dire qu'il se sentait bien et qu'il voulait bien recommencer. A la deuxième chute il a crié et en remontant, il a ri et pleuré au même moment. Plus tard il en dit : « C'était une libération, quelque chose a lâché à l'intérieur de moi. J'ai bien aimé cet exercice ».

A la dernière séance de son séjour, il semble plutôt à l'aise dans les différents exercices et semble bien relâché, allongé sur un tapis dans l'eau avec une respiration profonde et régulière. En séance de dessin il arrive à se dessiner presque en entier, il manque la jambe droit et une flèche montre le haut de sa poitrine. Il dit que c'est son pied malformé qu'il n'arrive toujours pas à sentir, et la flèche montre ses poumons qui fonctionnent mal, mais qu'il a l'impression de mieux respirer maintenant, mais que de toute façon, il faut faire avec. J'ai retrouvé enfin un peu de plaisir dans mon corps c'est mieux que rien.

Commentaire

On a pu remarquer qu'au départ l'investissement de M. B dans l'image corporelle était très pauvre. Cette pauvreté nous a amené à un travail de réveil de toute la surface corporelle. En retrouvant ainsi la sensation des limites par rapport au milieu extérieur, l'espace corporel a pu se réinvestir lentement. Pendant le travail corporel en piscine M. B a pu faire un repérage topographique de son corps. Il a aussi pu évoquer ses problèmes respiratoires et au cours des séances a pu libérer peu à peu la respiration inconsciente. En période de relaxation il a pu être à l'écoute de sa respiration qui est progressivement devenue calme, profonde et régulière. C'est à partir de ce stade qu'il a pu entrer dans le domaine de l'imaginaire, étape vers l'autonomie, étape qui l'a amené vers les zones les plus intimes. C'est là qu'il a pu parler de ses souffrances, ses deuils impossibles, et a pu aller vers un début de changement.

On peut constater que la piscine n'est pas un remède miracle. Ce n'est que le début d'une longue période de travail à faire. C'est un préalable, un baptême. Ne disait-il pas qu'il était « baptisé pour mourir, pas pour vivre » ? Le travail en piscine a été pour lui un autre baptême, un baptême pour vivre et trouver le plaisir, et pour créer une ouverture vers la parole. Ensuite une thérapie pouvait être envisagée.

Bibliographie

ALEXANDRE M. : The resurrection of body- DELTA-DELL- NEW YORK 1969

AMAR N., COUVREUR C., HANUS N. : Le deuil (Monographie de la revue française de psychanalyse) – PUF – PARIS 1995

ANZIEU D. : Le Moi-peau-DUNOD 1985

AUBRY F. : L'eau, milieu de thérapie psychomotrice. - Mémoire pour le diplôme d'état de psychorééducateur – BORDEAUX 1979

BROOK A. : Aquatic Attachement Therapy and body-mind centering- Colorado school of somtic studies 2018

DEBURE E., BARON E. : Expérience et formation dans un groupe de thérapie et de relaxation : L'abord corporel thérapeutique.

DESCOMBEY J.P. : Précis d'alcoologie clinque-DUNOT-PARIS 1994

DOLTO F. : L'image inconsciente du corps – LE SEUIL – PARIS 1984

DUGGAN A. : Proposition de lecture du corps a l'aide de la théorie des chaines myofasciales pour un travail en piscine avec des adultes handicapés. 2009

DOUGALL J. : Théâtre du corps -GALLIMARD 1989

FREUD S. : « Au-delà du principe de plaisir «, in Essais de psychanalyse – Petiote bibliothèque PAYOT – PARIS 1975

FERENCZI S. : Thalassa. Psychanalyse des origines de la vie sexuelle – PAYOT – PARIS 1971

FERNANDEZ P. : Pour un autre approche du milieu aquatique – Pratique corporelles nr : 63. 1984

FOURCADE J.M. : Travail néo-reichien en piscine – Pratique corporelles nr : 63. 1984

GALIBOURG P. : Mouvement et paroles dans le traitement des alcooliques, in Relaxations thérapeutiques aujourd'hui – L'HARMATTAN, 1987

GENTIS R. : Leçons du corps – FLAMMARION,1980

GOLDFARB L. W. Articuler le changement, la méthode Feldenkrais pour l'éducation du mouvement- L'ESPACE DU TEMPS PRESENT 1998

HISSARD M.J. : Développement de la relaxation statico-dynamique, Revue française de la relaxation psychothérapique n° 19

HISSARD M.J. : Relaxation, in MONJAUZE M. : La part alcoolique de soi – DUNOT – PARIS 1990

LESAGE B. : Jalons pour une pratique psychocorporelle – ERES 2012

MARTY F. : Le mouvement individuel de vie et de mort -PAYOT-PARIS 1976

MIJOLLA DE A. / SHENTOUB S.H. : Pour une psychanalyse de l'alcoolisme – PAYOT 1973

MONJAUZE M. : La problématique alcoolique -DUNOD- PARIS 1991

MONJAUZE M. : Alcoolisme et imaginaire du corps. In relations thérapeutiques aujourd'hui – L'HARMATTAN 1994

OSIMO F. : Theory and Practice of experiential Dynamic Psychotherapy -KARNAC BOOKS Ltd -LONDON 2012

RANTY Y. : Le corps en psychothérapie de relaxation – L'HARMATTAN 2001

SAPIR M. ; La relaxation à induction variable – LA PENSEE SAUVAGE 1993

Douleurs chroniques et auto-relaxation

Dr Jean-Christophe Mandon

Résumé

L'idée est d'utiliser de manière autonome la relaxation comme un outil à intégrer dans les méthodes antalgiques habituelles. L'utiliser de façon rationnelle, c'est à dire à l'aide d'une échelle d'évaluation spécifique chiffrée de zéro à dix. L'originalité tient au fait que le niveau maximum est une trace mnésique et non pas la douleur maximale imaginable. L'impact de la douleur sur le niveau de conscience est ici le lien proposé pour la graduation de cette échelle, indépendamment de l'étiologie et des mots pour la décrire. Je propose deux niveaux de réflexion : la douleur et la peur de la douleur. C'est l'immense difficulté de communiquer avec les soignants qui amène cette démarche. L'autoévaluation est surtout destinée à optimiser de manière critique et objective le panel de soins, en sachant que la dépendance est quasi-totale à partir de 5 ou 6. Le résultat quantitatif reste modeste mais vital en terme de réactivité face à une expérience profondément castratrice. Enfin cette échelle pourrait amener des travaux validant notre travail, toutes méthodes confondues, face à l'HAS.

Mots clés : douleur chronique, relaxation , état modifié de conscience, éducation thérapeutique, médecine intégrative personnalisée, fonction auto-contenante et réparatrice

Qu'entend-on par douleurs chroniques ? Le syndrome douloureux chronique fait l'objet de multiples définitions. Je choisis pour cet exposé celle proposée par Eliane Ferragut (Masson , 1995) :
« L'ensemble des manifestations physiques, psychologiques, comportementales et sociales qui tendent à faire considérer la douleur persistante, quelque soit son étiologie de départ, plus comme une « maladie en soi », que comme le simple signe d'un désordre physiopathologique sous-jacent. »

Cette communication ne traitera que des douleurs chroniques, car la relaxation, même si elle a été étudiée dans les situations de crise aiguë et d'urgence, y cède largement le pas aux traitements antalgiques classiques. Si la douleur aiguë est un signal d'alarme protecteur pour l'organisme, cette fonction protectrice s'amenuise au long cours. Les répercussions psychologiques nous importent au premier plan, que l'étiologie soit organique ou psychogène.

La douleur est-elle une sensation ? Certes mais elle ne participe pas des cinq sens anatomiques. Elle s'accompagne bien sûr d'un ressenti négatif, ressenti éminemment subjectif et évolutif. Elle implique un aménagement perpétuel où corps et psyché doivent pactiser pour donner un sens à l'existence. C'est la raison pour laquelle je vous propose de réfléchir ensemble à l'indication d'une relaxation psychothérapique, au sens d'une approche psycho-corporelle orientée sur la sensorialité douloureuse.

On peut schématiquement distinguer deux situations différentes (E. Ferragut)
    Le syndrome douloureux chronique à composante organique dominante
    Le syndrome douloureux chronique à composante psychique dominante

1 - Dans le premier cas, on vient de le voir, la valeur protectrice de la douleur est bien moins évidente, elle perd plus ou moins sa fonction d'alarme et de défense. L'étiologie est fondamentale, engageant ou pas le pronostic vital, entraînant un handicap moteur plus ou moins pénalisant. Il importe de décoder la douleur en fonction de son étiologie, et d'une multitude d'autres paramètres: personnalité, culture, âge, représentation mentale propre à la personne. Une certitude: cette douleur est une expérience de castration dévastatrice. Elle n'est ni décidée, ni méritée. Elle est fondamentalement subie, acceptée par défaut. Elle implique une demande d'aide à tous niveaux. Elle condamne à la vulnérabilité et la dépendance. Elle demande au patient de réagir, d'agir coûte que coûte. C'est une blessure narcissique telle que je ne peux concevoir une aide que par la réappropriation par le patient du maximum possible de toutes décisions le concernant: « Avoir son mot à dire » devient vital, narcissiquement parlant. Choisir son antalgique de façon empirique et subjectivement personnelle, quitte à sortir d'un protocole classique est un exemple significatif:

« Je préfère le doliprane au paracétamol, le durogésic au skénan, etc...
    - Oui, mais c'est la même chose
    - Je sais, mais c'est ce que je demande »

2 - Dans le second cas c'est, certes, la représentation mentale qui

est décisive, mais aussi la place de la douleur dans l'organisation psychique, le sens et le rôle du symptôme.   Qu'il y a t il de commun entre une conversion hystérique et une hypocondrie ?

3 - La connaissance, l'éducation thérapeutique sont peut-être la nécessité commune aux deux catégories de douleurs. En particulier le repérage des trois catégories d'antalgique : niveaux I, II et III (paracétamol, tramadol ou équivalent, morphiniques).   La dialectique de la douleur fonctionnelle ou lésionnelle est inévitable entre le patient et le reste du monde. Mais, au fond, pourquoi accepter ce « ou » si dommageable ? Nul doute que nous sommes au cœur de l'intersubjectif ; alors ? Une dose de double bind peut ouvrir des voies de salut.   Oui ET non. Ce n'est pas cartésien, cela peut-être une bouffée d'oxygène voire une clef. En effet le leitmotiv est perpétuel :

« - c'est dans la tête ; autre question ?
- non mais j'ai mal »

Si le contre-transfert participe du dolorisme et/ou de l'ignorance, l'affaire est mal engagée.   Le centre anti-douleur est une étape incontournable. Bien compliquée est la tâche du psychothérapeute, relaxateur en l'occurrence, qui n'actualise pas ses connaissances sur cette institution. La tâche n'est pas si difficile car les molécules proposées restent les mêmes au fil du temps.   En revanche les technologies, plus ou moins chirurgicales évoluent.   Et surtout l'imagerie fonctionnelle, l'apport des neurosciences va très certainement bouleverser très vite toutes nos conceptions.   Quid du cerveau obsessionnel ou hystérique ? L'aire neurologique de la douleur et la connectivité neuronale dans le soin ? Les cerveaux droit et gauche ?

Les relaxations et les douleurs

1 Données de la littérature

Les publications mentionnées dans la bibliographie ne concernent que les douleurs chroniques. Cependant il n'est pas exclus qu'une pratique approfondie puisse être utilisée à tous moments de la vie.

A   A titre d'exemple, des auteurs rapportent une pratique hospitalière face à la douleur aiguë. Il est question dans ce texte de « se défaire de la douleur ». Se pose la question du but espéré. Selon moi il paraît illusoire de tenter de la supprimer et réaliste de se défaire de son emprise parfois extrême. « La relaxation à inductions variables, méthode Sapir, construit aujourd'hui une approche thérapeutique qui s'avère particulièrement intéressante à mettre en place à l'hôpital dans le traitement de la douleur aiguë. La sensation d'apaisement que cette technique procure sur les excitations pulsionnelles désorganisantes suscitées par la douleur ainsi que la médiation qu'elle représente pour de nombreux patients permet, en effet, aux patients de se défaire physiquement de leur douleur et de la mettre en mots, en sens à partir des sensations corporelles qui émergent en séance. La sensation participe, dans le cadre de la relaxation à inductions variables, à la remémoration d'événements douloureux pour des patients qui vont alors établir ou rétablir des liens entre douleur aiguë et douleur passée et s'engager, pour certains, dans un travail d'association. C'est ainsi que l'intimité du corps douloureux en aigu vient se dire dans le transfert, comme l'illustrent les vignettes cliniques présentées par l'auteur dans sa réflexion ? »

Ce travail m'intéresse par plusieurs aspects.

1 - Ma pratique personnelle repose sur le Training Autogène Progressif Psychothérapique d'Yves Ranty proposé en pratique libérale. J'ai été amené à suivre des patients dans des cures prolongées pour des migraines chroniques, des douleurs neurogènes et rhumatologiques, des fibromyalgies, des douleurs psychosomatiques, etc. C'est l'intensité des douleurs qui m'a guidé dans les indications de ces séances au cabinet. J'ai estimé parfois préférable de reporter la séance de relaxation au rendez-vous suivant pour parler, ou, exceptionnellement, annuler la séance si la douleur était trop envahissante. Tout dépend alors de la pathogénie. Conversion hystérique versus polyarthrite rhumatoïde ?
Une légère ambiguïté réside donc dans le terme aiguë. S'agit-il d'une durée brève (douleur paroxystique) ou d'une intensité sévère (douleur exquise - selon le vocabulaire médical, signifie brève et localisée-dictionnaire Robert).

2 – Dans cette étude, la perspective de se défaire de la douleur est ambitieuse. Elle nous interroge sur la durée espérée de la sédation. Cela signifie-t-il ne plus la percevoir, la relativiser, la mettre à distance, s'en libérer, la maîtriser ? « Il ne faut pas craindre la douleur ; » (Epicure ,

Lettre à Ménécée). Tout cela renvoie entre autres à utiliser une cotation visant l'objectivité pour tester la relaxation.

B   On trouve plusieurs lectures dans les cours dispensés dans le cadre du Diplôme Universitaire de Relaxation Psychothérapique (DURP) de Limoges.

1 - Bénédicte de Fontenay présente l'intérêt de l'hypnose dans cette indication. Elle évoque :

- l'abolition de la douleur
- le rôle de la suggestion
- le phénomène d'extinction
- l'analgésie hypnotique
- l'anesthésie hypnotique
- les sensations de substitution
- le déplacement hypnotique
- la dissociation hypnotique avec la désorientation dans le temps
- la réorientation à un stade antérieur de la vie
- la réinterprétation hypnotique de l'expérience de douleur
- la transformation hypnotique du temps

Toutes ces formulations sont intéressantes en elles-mêmes et pour être reprises une à une dans la relaxation. J'y reviendrai.

2 - P. Henry (Bordeaux) insiste sur la douleur en tant que vécu subjectif, difficile à quantifier. Il évoque le délicat problème d'une organicité usurpée et, à l'inverse, de douleurs trop facilement étiquetées psychogènes. Il estime que la prescription d'antidépresseurs est peut-être devenue trop systématique. Les réactions de deuil sont des moments nécessaires à la vie psychique. Il n'est pas rare, dit-il, que la douleur entre dans un processus de lutte contre la dépression. Enfin l'association entre hystérie et douleurs chronique est indiscutable.

3 - Yves Ranty, fondateur du DURP, dans un texte fondamental où il expose sa méthode, le Training Autogène Psychothérapique, décrits les fonctions de la relaxation :

- fonction calmante
- fonction contenante
- fonction narcissique
- fonction spéculaire
- fonction esthésique
- fonction imageante
- fonction lexithymique

Pour lui, le processus transférentiel reste le levier de la psycho-thérapie, reste à déterminer si l'on se place, face à la douleur chronique, dans un axe de soutien et/ou dans un processus plus ou moins décou-vrant. Cette notion a toujours été fondamentale pour moi dans ma pra-tique de relaxateur et dans cette indication.

2 Ma pratique professionnelle et personnelle

Ayant débuté mes séances au début des années 80 dans le cadre de ma cure didactique (Yves Ranty), c'est un peu plus de trente d'années d'expérience professionnelle, et bien sûr personnelle, (autorelaxation) qui m'amènent au travail présenté aujourd'hui. Dans tous les cas je re-tiens deux usages :

1-La séance motivée par la douleur et centrée sur elle.
2-La relaxation au long cours en tant que de travail de fond que nous connaissons toutes et tous, celle qui s'enrichit au fil des ans.

1- Dans le premier cas je propose une concentration sur le contact du corps avec le support, fauteuil ou lit, et le relâchement musculaire. Dans un contexte favorable la sensation de pesanteur vient garantir l'état mo-difié de conscience cohabitant avec la douleur. Celle-ci appelle l'atten-tion. De prime abord, « il n'y en a que pour elle » mais, dans la mesure du possible, il est utile au préalable de la contourner pour établir un socle de sécurité et de relative sérénité. Pour garder la perception globale d'un corps agréable et contenant son problème. La pièce, l'espace nous contiennent, le relaxateur contient et garantit une sécurité maternante. La peau contient à travers un oxymore vital, étanche et perméable, elle reçoit le toucher. Ces couches successives me permettent d'aller rencon-trer la douleur de manière centripète et volontaire, dans un rapport de force a priori dominant.

C'est le moment de réfléchir à la célèbre phrase d'Epicure : « Il ne faut pas craindre la douleur ».

Montaigne est d'une aide précieuse : « Celui qui craint de souffrir souffre déjà du fait qu'il craint « (Essais II, XIII, Sur l'expérience, p. 1321). Ne pas craindre les dieux ni la mort, c'est relativement accessible. Mais au vu d'un passé précisément douloureux, ne pas craindre cette affaire en est une autre, difficile. Comment ne pas être anxieux ? Si l'on définit l'anxiété comme une peur sans objet, comment échapper à la peur ? Il me semble donc vain de prétendre accepter la proposition du philosophe au pied de la lettre.

Ce qui se joue au moment de la séance est un affrontement direct. Il n'est alors pas inutile de se dire avec certitude qu'il n'est pas encore question de mourir car à cet instant, on est certain d'être bien vivant. « Je sens donc je suis » est une sorte de pendant au « Cogito ergo sum » (Je pense donc je suis), de René Descartes. La relaxation ne serait pas hors la sensorialité. Je sens donc je suis, parce que j'ai l'impression d'être certain de ce que je sens, suivant le principe de non-contradiction (une chose ne peut exister et ne pas exister). Le training autogène procède de cette idée, entre autres : on sent ou on ne sent pas. Si je sens bien mon corps plutôt fort, je sens tout aussi bien ma douleur, et j'ai l'audace de l'affronter, voire de lui parler ; « Sois sage Ô ma douleur, et tiens toi plus tranquille » (Charles Baudelaire). Mais je suis contraint de mettre en doute cette relative évidence, un oxymore embarrassant : Pourquoi ? La faute à Descartes :

« Tout ce que jusqu'à présent j'ai admis comme le plus vrai, c'est bien des sens que je l'ai reçu; or je me suis rendu compte qu'ils trompent, quelquefois, et il est prudent de ne se fier jamais tout à fait à ceux qui nous ont, ne serait-ce qu'une fois, abusés. » (Première méditation métaphysique).

L'expérience de Freud face à la douleur chronique est une référence absolue de l'indispensable aménagement de la vie à inventer autour de la douleur. C'est bien sûr un processus de sublimation qui est mis en œuvre étayé sur la pulsion de vie. Lucidité, courage, obstination, dans une dimension hors du commun, apparaissent à la lecture de ses propos :

« Lieber Max, je suis accaparé par l'état de tension que provoque la prothèse. Manger, boire et parler sont des moments que je redoute…
-Liebe Lou, quoi de plus irritant qu'un substitut corporel entré en rébel-

lion, lui qui n'est qu'un artifice comme une paire de lunettes, un dentier ou une perruque ? De petits arrangements avec cet objet intrus et salvateur entretiennent une illusion, c'est-à-dire l'espoir de parvenir à discuter sans penser à ma bouche ».

Peu de temps avant sa mort il dira : « Il n'y a plus de doute qu'il s'agit d'une attaque de mon cher vieux carcinome avec qui je partage mon existence depuis maintenant seize ans. Qui serait le plus fort à ce moment-là ? On ne pouvait naturellement pas le dire avant. »

Alors je rencontre et j'observe donc, pour persister, non pas ma pensée autour d'elle, mais bel et bien ma sensation pénible. Où se cache-t-elle ? Quels sont ses rapports anatomiques ? Au vu des images, en trois dimensions s'il vous plaît, comment la comprendre anatomiquement ? Quel organe ou racine nerveuse persécute-t-elle ? Elle coince, elle brûle, elle serre, elle écrase, elle crampe. En fait elle ne peut se dire par un mot exact. Elle participe d'un langage infiniment complexe par la mimique, la gestuelle, la voix, l'émotion, etc. Seul, il peut m'arriver de me demander quelle tête je fais. Pour y voir (un peu) plus clair. Et puis cet aspect de la relaxation, cette concentration sur ma petite personne m'aidera toujours lorsque nous serons, ma douleur et moi, avec autrui... Et, de plus, mais où est-elle donc ? Elle a eu la malice de changer de place. Elle délire, ma parole ! Elle est incohérente, ne tient pas en place, fait semblant pour un oui ou pour un non. Elle est capable de se dédoubler. Peut donner la nausée, le besoin de bouger, de s'agiter, d'uriner, de déféquer, de tousser, de fumer, boire, mais sûrement pas dormir. Ce serait un peu facile. Contente-toi de te relaxer, mon p'tit bonhomme, il y a peut-être quelque chose à faire au lieu de subir, ou pire, d'espérer. Pour André Comte-Sponville, espérer c'est attendre passivement, sans comprendre, et sans jouir. L'espoir fait mourir. Je n'espère pas me relaxer, je me relaxe si je veux et si je peux. Je nombrilise à dessein. C'est déjà çà.

Un peu plus loin et par bonheur souvent, il m'est possible de la diluer ou de la délimiter dans son siège normal, la réduire en volume et en tonalité, en intensité, en intolérance, en agressivité. La maîtriser serait un bien grand mot. La distancier, au moins. De là à élaborer une paix armée, il n'y a pas loin. Tout un chacun a aussi l'expérience de situations exceptionnelles ou elle est refoulée. Georges Brassens perdait de vue sa colique néphrétique en entrant sur scène. Michel de Montaigne souffrait lui aussi de la maladie de la pierre. Comment ne pas le citer ? « Je me sens aux prises avec la pire de toutes les maladies, la plus soudaine, la plus douloureuse, la plus mortelle et la plus irrémédiable. J'en ai éprouvé cinq ou six accès bien longs et pénibles ; toutefois, ou je me flatte ou il y a encore moyen, dans cet état, de tenir bon, pour qui a l'âme libérée de la crainte de la mort et libérée des menaces, sentences et conséquences dont la médecine nous remplit la tête. Mais la réalité elle-même de la douleur n'a pas une acuité pénible et piquante au point qu'un homme bien équilibré doive sombrer à cause d'elle dans la rage et le désespoir. » (Les Essais).

Et puis si elle dure, la relaxation a cela de bon qu'elle est intemporelle, de plus en plus au fil du temps, des années. Les minutes sont éternelles, les séances restent hors du temps, des durées. Patience et confiance peuvent être illimitées ; quel serait le risque si ce n'est la déception? Les associations à d'autres antalgiques sont quasiment infinies : médicaments ou autres drogues, chaleur (bouillotte) ou froid (cryothérapie), neuro-stimulation, guérisseurs, magnétiseurs, réflexologues, etc. Je ne pourrais raisonnablement pas pratiquer la médecine si je n'avais dans mon carnet d'adresses les coordonnées de quelqu'un qui enlève le feu. En tout état de cause une séance me semble accessible et utile jusqu'à un niveau 3 ou rarement 4 selon l'échelle pré-citée. Elle diminue la douleur de 1 ou 2 degrés. En fonction de l'état de conscience obtenu, le désagrément peut s'effacer de la conscience ou ne plus être perçu, pour une durée indéterminée. A cet instant la fonction calmante, pare-excitation est mobilisée. Ensuite la douleur est anticipée dans une charge anxieuse diminuée voire abolie, elle peut être accueillie sans surprise ni panique. Elle devient une composante aléatoire de la vie quotidienne. « Accepter ce que l'on ne peut changer » selon la vision stoïcienne.

Autoévaluation de la douleur

Plusieurs échelles d'évaluation sont disponibles depuis longtemps aux fins de disposer d'un outil d'échange, d'un langage commun entre le patient et nous. En effet la subjectivité de cette perception est telle que le risque est grand de pêcher par excès ou défaut d'intervention. De multiples moyens existent des plus anodins aux plus lourds ; il s'agit bien sûr de savoir peser les risques et les bénéfices. Tous ces outils sont en général associés en tenant compte de l'effet placebo, et de possibles potentialisations, ceci ouvrant des perspectives de recherche et d'innovation. Mon hypothèse est que la relaxation, comme tous les états modifiés de conscience peut entrer dans ce cadre d'associations.

Je vous propose donc une échelle que j'ai construite moi-même reposant non pas sur les caractéristiques classiques des douleurs (brûlure, serrement, décharge d'électricité, etc), mais sur leur impact sur le niveau de conscience au temps d'évaluation.

Echelle de cotation de la douleur (06/2017 Dr J.C. Mandon)

Niveau 0 :
Pas de douleur perçue
Pas de pensée à la douleur
Vigilance normale

Niveau 1 :
Perception d'une douleur fugace ou installée
Intensité faible : pas d'altération de la conscience
Concentration / activité : normales

Niveau 2 :
Conscience partagée entre elle et les tâches à accomplir
Recherche de la cause
Prise d'antalgique ponctuelle de niveau I ou II

Niveau 3 :
Douleur préoccupante
Conscience altérée : effort de concentration nécessaire
Lecture / discussion difficiles
Activités professionnelles et créatives impossibles
Anxiété et recherche de l'origine de la douleur – auto-diagnostic - consultation médicale
Antalgiques indispensables

Niveau 4 :
Obnubilation par la douleur
Lecture impossible
Activités restreintes à l'indispensable pour la sécurité
Tâches utiles à noter par écrit pour la vie quotidienne
Examens complémentaires
Prise d'antalgiques organisé sur 24h / association de niveaux I et II

Niveau 5 :
Champ de conscience réduit à l'obsession
Craving / compulsions / ancrage corporel sur d'autres sensations impossible
Relations sociales mises à distance / perte d'autonomie
Antalgiques de niveau III à envisager en fonction du diagnostic

Niveau 6 :
Douleur intolérable
Conscience centrée sur l'arrêt de la souffrance / recours à la pensée magique
Dépendance majeure : vie courante limitée / sécurité en question : hospitalisation envisagée
Peur / colère / abattement / tristesse / injustice
Troubles cognitifs : lucidité perturbée
Difficultés de communication majeures / expression orale laborieuse / faciès déformé
Tensions musculaires douloureuses / agitation motrice

Niveau 7 :
Hospitalisation obligatoire
Fonctions vitales à préserver : alimentation / hydratation / respiration / sommeil
Régression sensorielle : recherche de toucher apaisant
Echanges verbaux aléatoires : posologie des morphiniques difficile à définir
Vulnérabilité par rapport aux soignants / intersubjectivié douloureuse

Niveau 8 :
Expression orale limitée : gémissements / pleurs / cris
Terreur / panique / perte du sentiment d'être soi
Conscience réduite à la présence ou à la proximité de la mort

Niveau 9 :
Conscience abolie
Solitude extrême
Amnésie de la vie antérieure
Abandon / renoncement
Supplication : demande de mourir   >>>

Niveau 10 :
Douleur maximum jamais ressentie, fulgurante
Spasme musculaire violent / ébranlement corporel / fantasme de dislocation, d'éclatement,
de désintégration.
Conscience à la limite de l'évanouissement, donnant lieu à une trace mnésique ultime et gravée, soit le « niveau dix ».

J'ai donc choisi deux extrêmes définis comme tels :

- le niveau zéro correspond évidemment à l'absence de toute douleur dans l'instant, mais aussi à l'absence de pensée autour d'elle. C'est ici une sorte d'état libre sans peur des expériences passées ni d'anxiété d'un retour fâcheux.
- le niveau dix est défini par la douleur aiguë maximale jamais ressentie au cours de l'existence, quelle qu'en soit l'étiologie ou le contexte.

Même si ce dixième degré est éminemment subjectif, cautionné par la mémoire et la sensibilité personnelles, il appartient de fait au patient lui-même, et non au thérapeute, celui-ci ne pouvant manquer d'associer le diagnostic à sa propre représentation de la sensation vécue par l'intéressé. C'est en général celle acquise de manière théorique pendant les études. Elle est aussi empirique du fait de nos propres antécédents. Qui n'a jamais connu une « rage de dents » ou des crampes et des maux de tête ? L'enjeu est ici de se projeter le moins possible et d'accepter que l'autre souffre « à sa guise », sans aucun jugement quant à la tolérance du phénomène. « dur au mal » ou « douillet », peu importe. Le fait d'avoir choisi dix degrés, onze avec le niveau zéro, complexifie l'affaire mais il est aisé de se limiter à moins, cinq par exemple ? Ces nombreux stades découlent directement de mon expérience personnelle, présentée sous un angle, je l'espère, strictement clinique, et dans un but pragmatique, à savoir cette communication - rédigée au niveau zéro bien sûr.

Conclusion

Le sujet principal de ce texte est l'indication de la relaxation dans les douleurs chroniques. C'est un exposé original au sens où les données cliniques relèvent de mon expérience professionnelle de relaxateur et, secondairement de patient exposé à ce problème. Je le présente après environ trente ans de relaxation personnelle (les séances à la maison) et un peu plus de trois ans de douleurs vertébrales stabilisées par des antalgiques morphiniques à posologie constante (oxynorm , 30 mg par jour en deux prises). Il va sans dire que ce traitement n'entraîne aucun effet secondaire, en particulier sur le niveau de conscience. Ces deux situations m'ont permis de constater l'incroyable difficulté de communiquer avec les soignants. Premièrement ce sont « les mots pour le dire » qui renvoient vers un premier échec. En effet les échelles d'évaluation utilisées en milieu hospitalier dans un service de médecine interne sont, le plus souvent, aléatoires. Elles sont mal connues par les professionnels et se heurtent à la subjectivité personnelle et institutionnelle. Il me semble qu'elles ne sont souvent qu'un faux-semblant pour le couple souffrant/ soignant. C'est un euphémisme. Et même si, bien entendu, ce problème devrait être nuancé pour éclairer cet exposé, j'ai choisi d'aller à l'essentiel pour nous, à savoir la relaxation. J'ai essayé de créer un aménagement rigoureux et pérenne sur la base d'une technique réellement autogène. Concernant la relaxation, plus que la méthode c'est l'imprégnation de l'outil au long cours qui me semble précieuse. C'est une expérience fondamentale. C'est le choix d'une manière d'être au monde, un art de vivre, un habitus. Cela relève d'une écologie psycho-corporelle. C'est un aspect métaphorique où il est question d'énergie , venant des mitochondries, pouvant être intitulée élan vital, pulsion ou libido, souffle, Yin/ Yang, etc... Il n'y a pas d'intérêt à polémiquer sur les choix énergétiques ici. En revanche le gaspillage inhérent peut être réduit par la relaxation. Certaines crises de colère, certaines crises d'angoisse, les addictions et bien sûr les douleurs chroniques l'illustrent. Nous savons aujourd'hui grâce à l'épigénétique que nos choix environnementaux peuvent inhiber l'expression de certains de nos gènes. Actuellement il est question à la SFRP de la valeur prophylactique de la relaxation. J'espère que ce congrès sur l'espace sensoriel et tonique nous permettra encore plus d'optimisme.

Bibliographie

Douleurs et souffrances / Revue « Champ psychosomatique » / No 19 / 2000 / L'esprit du temps
Schultz / Le training autogène / PUF / 1974
Yves Ranty / Le training autogène progressif psychothérapique / les fonctions thérapeutiques de la relaxation
Yves Ranty /Les somatisations
Montaigne / Les essais / II / XXVII / Sur la ressemblance des enfants avec leurs pères
Montaigne / Les Essais / III : XIII / Sur l'expérience

Montaigne / Les essais / III / X / Sur la façon de régler sa volonté
Eliane Ferragut / La dimension psycho-somatique de la douleur chronique / Masson / 1995
Epicure / Lettre à Ménécée / GF Flammarion / 2009
Vladimir Jankélévitch / Le Je-ne-sais-quoi et le Presque-rien
René Descartes / IIème méditation
Elisabeth Roudinesco / Sigmund Freud – En son temps et dans le nôtre / Seuil
Relaxation et douleur (collectif animé par Bénédicte de Fontenay, psychologue)
La peur de la douleur / Johan W.S.vlaeyen / 2009
De quelques aspects psychologiques et psychopathologiques de la douleur /P Henry/CHU Bordeaux
Physiopathologie de la douleur / Dr Pascale Vergne-Salle / DURP Limoges
Différentes composantes de la douleur / P. Henry /DURP Limoges
La relaxation à inductions variables : de l'intimité de la souffrance comme soin de la douleur aigüe / Nathalie Clément Hryniewicz / L'information psychiatrique

La méditation somatosensorielle

Prof. Dr. Luis de Rivera

Résumé

La méditation somatosensorielle procède de la pratique autogène de base. L'expérience directe du corps conduit à la connaissance et à l'acceptation du «soi» physique, première étape vers la connaissance et l'acceptation de notre totalité. Au-delà de la méthode classique du Training autogène la méditation somatosensorielle prend soin de se concentrer sur l'expérience sensorielle vécue au présent et pas sur la suggestion de 1'expérience. Il s'agit donc ici de profiter du principe A.S.C.I. et non pas du principe idéoplastique. Le nombre d'exercices est augmenté a dix, au cours desquels la concentration se place successivement sur les expériences de masse, vécu comme poids, la thermogenèse, le battement du coeur et l'automatisme respiratoire. Cette nouvelle technique est décrite en profondeur, pour la première fois, dans mon ouvrage Autogenics 3.0

Je comprends par méditation une manière toute particulière, précise et soutenue, de diriger notre attention vers un objet ou vers une expérience. (En fait, se concentrer sur un objet est probablement la même chose que de se concentrer sur la perception de cet objet ; donc, pourrait-on dire, la méditation est toujours la concentration de l'attention sur une expérience). Comme cela n'arrive normalement pas d'une façon naturelle, il faut admettre que la méditation, dans le sens où je veux la considérer, nécessite une certaine éducation et un entraînement de l'attention.

Sur l'attention

Avant de poursuivre le discours sur la méditation, nous devons nous arrêter un instant pour examiner les différentes fonctions de l'attention. Disons, tout d'abord, que l'attention est une fonction qui limite certains aspects de la perception et qui en priorise d'autres. En fait, les événements et les stimuli qui nous entourent sont si nombreux et si variés que leur perception totale saturerait la capacité de computation de notre cerveau, nous plongeant dans un état de confusion, et d'inefficacité. L'attention est la fonction mentale qui s'occupe de différencier entre les multiples stimuli, fermant la perception à certains et la facilitant à d'autres, réservant ainsi au cerveau les informations utiles. Utiles pour quoi ? Si nous sommes ici, c'est que nos ancêtres ont su accorder la priorité de leur attention à tout ce qui était utile à leur survie et à leur reproduction.

Nous appellerons cette fonction, tout à fait préservée et renforcée par la sélection évolutive, l'attention naturelle.

L'attention naturelle œuvre comme un « radar », toujours prête à détecter les changements dans l'environnement ; c'est ainsi que l'on dit qu'un certain bruit, une lumière ou tout autre évènement « attire notre attention ». Dans l'état naturel, ce n'est pas nous qui gouvernons notre attention, mais c'est le stimulus qui la gouverne, souvent en compétition avec d'autres stimuli. Voici ce qu'est la fonction première de l'attention : détecter des changements dans l'environnement.

Il y a pourtant certaines conditions qui fixent l'attention et l'empêchent de sauter d'un stimulus à un autre. Cette fixation de l'attention s'appelle la concentration, qui répond naturellement au danger, au plaisir et à la curiosité.

La motivation danger est claire. Tous les animaux, y compris l'Homme, vont se concentrer sur un ennemi ou sur une situation où ils risquent de pâtir d'un dommage, et cela est une fonction très adaptative, car la priorisation de la perception sur ce qui doit être évité favorise la survie individuelle.

Quant au plaisir comme motivateur de la concentration, j'emploie le mot dans le sens très général -voire psychanalytique- de libération de la tension des instincts. Comme nous savons, les deux principaux instincts parmi d'autres sont relatifs à la faim et à la sexualité. Prioriser l'attention sur ce qui nourrit est toujours au service de la survie individuelle, tandis que la concentration sur un bel objet sexuel assure la survie de l'espèce.

La quatrième fonction de l'attention (ou troisième fonction de la concentration) n'est pas aussi claire pour l'ensemble des animaux, mais elle est très évidente chez les anthropoïdes, notamment chez l'Homme. La curiosité, appelée aussi, d'une façon plus sophistiquée, l'épistémophilie, est le grand moteur tant des génies créateurs que des badauds. Mon hypothèse à ce propos est que la grande capacité de computation du cerveau humain pousse celui-ci à toujours chercher de nouveaux stimuli, donc à explorer; et même à en inventer, d'où la fantaisie et la créativité.

Maintenant que l'attention naturelle a été examinée, considérons l'attention éduquée. Education vient du latin « ex-ducere », guidé de l'extérieur, ce qui convient très bien à notre sujet. On peut penser que l'éducation est une certaine manière de contrainte, et cela est vrai. Nous tous avons été contraints depuis la plus tendre enfance à maîtriser notre attention, à l'empêcher d'exercer ses fonctions innées, pour plutôt la concentrer sur des matières qui n'étaient ni dangereuses, ni appétissantes, ni intéressantes. On a appris à faire ça parce que nous y avons été obligés par quelqu'un qui avait pouvoir sur nous. La fonction principale de la scolarisation est d'imposer une nouvelle forme d'attention, dont la motivation n'est plus une pulsion naturelle, mais une volonté humaine. C'est d'abord la volonté de l'enseignant, certes, mais petit à petit nous prenons possession de cette nouvelle capacité et nous devenons les maîtres de notre attention. On peut se concentrer sur ce qu'on veut et, pas nécessairement, sur ce qui attire notre attention. La civilisation une fois de plus amplifie le naturel.

La première forme de concentration qu'on apprend vise un but ; on se concentre sur un objet ou sur une procédure pour obtenir un résultat. Cette relation devient tôt apparente, et le succès de nos efforts renforce la motivation à développer cette concentration acquise. Il faut se concentrer dans notre tâche pour la réussir. J'appellerai ce type de concentration « active », car elle est un guide nécessaire pour nos activités, si nous voulons que celles-ci atteignent le but désiré.

Or, la concentration active stimule les circuits cérébraux liés au stress et produit une activation du système nerveux sympathique. On peut mesurer au laboratoire l'augmentation de la conductivité épithéliale, signe de l'activation neurovégétative sympathique, lorsque le sujet se concentre sur une tâche simple de calcul mental. Avec tous ses avantages, la concentration active impose une certaine excitation physiologique. Il n'est pas surprenant que dans notre trépidante vie occidentale, pleine d'exigences de succès et de réussite, on trouve tant de gens affectés d'hyperactivité sympathique chronique, avec tous ses corollaires de troubles du sommeil, anxiété et surmenage.

Voici que deux découvertes vont venir à notre secours : l'une du neurophysiologiste Walter Rudolf Hess, l'autre du médecin Johannes Heinrich Schultz. Les travaux expérimentaux du premier ont révélé l'existence de deux zones complémentaires dans l'hypothalamus - avec des projections au cortex cérébral, au système limbique et à l'ensemble du corps à travers le système nerveux végétatif - qui régulent l'activation de l'organisme. Selon leur activité, Hess a nommé ergo-tropique la zone qui active les fonctions de dépense d'énergie et tropho-tropique celle qui active les fonctions de récupération (repos) et de stockage d'énergie (nutrition). Or, Schultz a constaté que la concentration active semble stimuler la zone ergo-tropique, tandis que la forme de concentration propre de son training autogène semblait stimuler les fonctions tropho-tropiques.

Vers la fin des années 1950 Schultz abandonne le concept auto-hypnotique du training autogène et commence à parler de « concentration passive », avec pas trop d'effet sur ses adeptes, il faut le dire. C'est son élève Wolfgang Luthe qui développe le concept et le met en opposition avec la concentration active. On parle toujours de concentration, c'est-à-dire de fixer l'attention de façon volontaire et soutenue sur quelque stimulus, mais cette fois-ci sans aucun but. Il n'est plus ici question de réussite ni d'obtenir un quelconque résultat, mais simplement de se concentrer en acceptant toute ce qui peut arriver pendant la concentration.

On peut demander, « si ça m'est égal ce qui arrive, pourquoi dois-je faire l'effort de me concentrer ? ». C'est une belle question. Il est vrai, on peut rester à ne rien faire et appeler cet état « relaxation ». En vérité, « rien faire » est bien difficile. La plupart des gens avec qui j'ai tenté l'expérience sont capables de « rien faire » pendant 30 à 60 secondes; pas plus. Bientôt, commencent-ils à se laisser entraîner par leurs pensées, ils entrent en rêverie, revoient leurs souvenirs ou travaillent leurs projets. Que ça puisse devenir relaxant est le fait du hasard. Par contre, la concentration passive induit la réponse de relaxation de manière régulière et universelle. Donc, la réponse correcte à la question ci-dessus est : « parce que c'est la seule façon d'induire la réponse de relaxation ». Notons ici un intéressant paradoxe: on fait l'exercice de concentration dans un but, celui d'induire la réponse de relaxation ; mais, une fois qu'on a commencé, il n'y a pas de but.

Sur la méditation

Revenons donc ici au discours sur la méditation. Notre compréhension de la concentration passive, à laquelle nous a mené une démarche médicale et scientifique d'un siècle, présente des coïncidences surprenantes avec des descriptions des méthodes millénaires, initialement décrites en sanskrit sous le nom de samatha et vipassana, couramment traduites depuis longtemps par le mot méditation et, plus récemment, par le terme anglais mindfulness. Il faut dire que cette découverte est venue comme une surprise, et, il faut aussi le dire, a trouvé au début des résistances parmi les notables du Training Autogène. Pourtant, quand j'ai raconté mes expériences à des étudiants sérieux des traditions bouddhistes, ils ont constaté leur ressemblance, et leur similitude avec des descriptions contenues dans leurs textes. On peut se rappeler ici de l'affirmation de Schultz en 1932 : « On peut décrire le Training Autogène comme un yoga psycho-physiologiquement systématisé et rationalisé ». Je pense que les prêtres bouddhistes et leurs précurseurs, les ascètes yogis, ont découvert et entraîné les mêmes capacités humaines que nous travaillons avec le Training Autogène. Pourtant y a t-il une grande différence : notre approche scientifique est basée sur l'observation, l'expérimentation et l'application d'instruments de mesure. Il n'est pas ici question de traduire un texte sanskrit quelconque et forcer son application aveugle à notre culture. On a fait cela ailleurs, et les effets indésirables de cette approche orientaliste simplifiée se font de plus en plus noter. Quant aux écoles de méditation traditionnelles, soient-elles d'appartenance bouddhiste, chrétienne ou outre, ayons du respect pour elles et offrons de coopérer autant que possible. On a besoin d'études comparatives, comme celles que j'ai faites sur les phénomènes subjectifs qui se présentent au cours de différents types de méditation, ou plus récemment avec la résonance magnétique fonctionnelle du cerveau de sujets en état autogène. A remarquer que l'on trouve chez les méditants des troubles psychiatriques ou psychologiques qui sont difficiles à comprendre et à traiter par des professionnels sans formation en autogenics.

La méditation somatosensorielle

Si nous avons défini la méditation comme la concentration sur une expérience sans attendre aucun effet, il nous reste à décider de l'expérience-cible de cette concentration. Dans la méditation somatosensorielle, voire méditation proprioceptive ou, comme le veut le Dr. Frank Suzzoni, méditation intéroceptive, cette cible est une sensation corporelle bien délimitée et choisie d'avance.

Pour s'apercevoir de la nouveauté de cette approche, il faut retourner à l'histoire — plutôt, à la préhistoire— d'autogenics, à l'époque à laquelle Oskar Vogt a découvert l'autohypnose, vers la fin du XIX° siècle. En systématisant les « exercices de repos auto-hypnotique psychoprophylactique » de Vogt, Johannes Heinrich Schultz développait le Training Autogène, aux alentours des années 1920. Bien que, vers la fin de sa vie, Schultz tentait d'établir une différence entre l'autohypnose et la concentration dans les exercices standard du training, ses adeptes, pour la plupart, continuèrent à considérer le training comme une autohypnose, soit une induction de sensations physiques au moyen de la répétition de certaines phrases, les « formules autogènes ».

Tout ça a changé avec la troisième vague d'autogenics. Il n'est plus question d'induction de quoi ni de qui ce soit, mais de perception d'une sensation qui est toujours là. On commence, comme toujours, avec le bras droit (le gauche chez les gauchers). Il faut trouver d'abord le « contact mental », c'est à dire être conscient du bras, pour aussitôt percevoir sa masse, sa solidité, son existence. En vertu de la loi universelle de la gravitation, la masse du bras et la masse de la Terre sont liés par une force d'attraction de l'une vers l'autre, et le nom de cette force est « pesanteur ». En même temps qu'on est conscient de l'action de cette force sur le bras, on répète mentalement une phrase qui décrit l'expérience, « mon bras droit est lourd », ce qui est absolument vrai. La question de mesurer le poids est hors de propos, comme il est hors de propos de savoir si on ressent ou non telle ou telle autre sensation. Rappelons-nous qu'il s'agit ici d'une concentration sans but, cela veut dire, sans opinion et sans jugement sur ses résultats. On accepte d'avance quoi que ce soit qui arrive.

Remarquons qu'on pratique ici une concentration duale, c'est à dire, qu'on se concentre sur la même expérience, par deux voies différentes, en même temps: la voie directe du contact mental et la voie indirecte de la formulation verbale de l'expérience. La formule autogène n'exerce aucune fonction suggestive, (comme on prétendait en autogenics 1.0), mais accompagne l'expérience directe de la pesanteur, formant ainsi par leur combinaison la concentration duale, unique à la pratique autogène. Il faut admirer le génie intuitif de Schultz lorsqu'il a introduit cette combinaison, bien avant que les fonctions différentielles des deux hémisphères cérébraux ne soient bien connues. C'est Luthe qui plus tard a élaboré sur les implications cliniques de cette concordance inter-hémisphérique, question je ne développerai pas plus ici, parce que je la discute en détail ailleurs, notamment au chapitre 10 de mon « Autogenics 3.0 ».

Comme dans la méthode classique, après s'être concentré pendant quelques minutes sur le bras droit, on déplace l'attention au bras gauche et on répète la procédure. On me dit très souvent qu'on a besoin de quelque temps pour sentir la pesanteur du bras gauche, au moins pour la sentir aussi bien que celle du bras droit. J'ai beaucoup réfléchi sur ce phénomène, et je métaphorise cela en disant que l'attention est un peu visqueuse, elle ne se déplace pas brusquement mais glisse doucement d'un bras a l'autre. On peut aussi dire que cela prend quelque temps pour que la perception du bras soit complète et ce délai correspond à la prise de conscience de la différence entre la perception de la pesanteur du bras droit, déjà complète, et la perception croissante du bras gauche.

En tout cas, est-il remarquable, déjà au cours du premier exercice, que l'on puisse déplacer la concentration volontairement d'une partie du corps à une autre. Flexibilité et directibilité de l'attention sont le produit de son entraînement volontaire, comme son soutien et sa permanence le sont. Si je reviens à la prise de conscience progressive de l'expérience de masse/pesanteur dont j'ai parlé, il me semble que les exercices autogènes entraînent non seulement l'attention, mais aussi la perception, car la prise de conscience des sensations somatiques devient de plus en plus claire, précise et rapide au fur et mesure qu'on pratique. La concentration passive, dont je parle toujours, a donc d'autres aspects aussi valables, celles de l'observation et de la prise de conscience. Comme me l'expose le Dr. Frank Suzzoni, on peut aussi bien parler d'observation passive que de concentration passive. En fait, aucune de ces deux expressions ne transmet justement la notion de ce qu'on fait en méditant; c'est seulement après avoir maîtrisé la méthode qu'on comprend aisément ce que les mots veulent dire.

Je ne m'arrêterai pas ici dans l'exposé des autres exercices de méditation somatosensorielle. Il suffit de dire qu'une fois le premier exercice maîtrisé, le même principe s'applique à tous les autres. Néanmoins, il est peut-être important mentionner que, lorsqu'on abandonne la perspective auto-hypnotique, la concentration sur la chaleur ne vise plus à l'induction d'une vasodilatation cutanée, mais à la perception de la thermogenèse, qui a lieu en chaque cellule du corps.

La connaissance de soi-même

Le Training Autogène est beaucoup plus qu'une simple technique de relaxation. Il est vrai qu'un sentiment de détente se produit pendant les exercices de base, et qu'après quelque temps de pratique, on devient plus calme et moins réactif au stress et aux conflits émotionnels. Mais il y a aussi un effet d'auto-découverte et d'acceptation progressive de soi-même, qui commence par la perception proprio-intéroceptive, et continue, petit à petit, par un contact croissant avec le monde interne, avec tous ses traumas et conflits. Yves Ranty, Heinrich Wallnöfer et moi-même, parmi d'autres, nous sommes aperçus de ce potentiel analytique d'autogenics, au point de dire comme Ranty et moi l'avons fait, que l'état autogène est une véritable « voie royale vers l'inconscient ».

Comme nous avons vu auparavant, la pratique de la méditation somatosensorielle conduit au développement et à l'accroissement de la perception de soi. Il est fréquent que, durant l'état autogène, viennent des idées, tâches ou souvenirs relatives à la situation immédiate. En termes psychanalytiques, on peut dire que l'accès au préconscient est plus facile. On peut aussi dire qu'une amplification de l'état de conscience s'est produite, ou que l'état autogène est un état amplifié de conscience. Une autre observation, plus frappante, est l'irruption subite de souvenirs traumatiques longtemps occultés, de constructions oniroïdes, et d'images vivides qui prennent à l'occasion la clarté du rêve éveillé. Retournant au langage psychanalytique, je dirai ici que l'inhibition de l'angoisse durant l'état autogène permet un affaiblissement des mécanismes psychologiques de défense, ce qui conduit à l'ouverture de l'inconscient. En d'autres termes, l'amplification de la conscience progresse, en incluant de plus en plus de contenus inaccessibles à l'état normal.

Bien que l'effet d'auto-connaissance à travers l'autogenics fonctionne par soi-même avec l'entraînement de base, le nouvel Autogenics 3.0 a développé des méthodes qui rendent cet effet plus accessible et son action thérapeutique plus puissante. Parmi eux il faut mentionner la méditation basée sur le sentiment, et l'analyse autogène, dont la méditation somatosensorielle est la porte d'entrée.

Des perceptions à la rencontre de l'ineffable : « L'ineffable n'est pas l'inconnaissable. La fable vient après le corps ».

Mme Annie Thomasson

Résumé

    Yves Pélicier dans la préface du Livre de Yves Ranty en 1990 écrit que le sens du langage est de médiatiser les moments non linguistiques de la connaissance et nous demande si le propre d'une thérapie corporelle ne serait pas « celui de laisser en repos le langage pour permettre aux objets un surgissement sans douleur ? L'ineffable n'est pas l'inconnaissable. La fable vient après le corps». Au risque du paradoxe ou de surprendre, à la marge de notre langage commun théorique et scientifique associé à cette psychothérapie, est proposé un autre langage, un espace de liberté, d'autres mots sur des sensations et des expériences. A voix contre voix et silences, seuls grands espaces de liberté, naît ce qui échappe cependant et nous renvoie à notre symphonie personnelle du vivant et à la musique de la rencontre avec ses nuances émotionnelles et ses rythmes. Or, là où manque la parole commence l'ineffable, l'infini et l'interminable à dire et à chanter, l'inexprimable fécond de la vie, une hospitalité devant l'énigme et les connaissances de l'homme au Soi neuro-augmenté avec son nouvel humanisme, les promesses d'un vaste avenir.

Mots clés : *relaxation, corps, créations, sensations, langage, émotions, épigénétique, ineffable*

L'installation du corps au centre de toute expérience humaine pourrait être l'un des acquis les plus importants de l'anthropologie contemporaine a écrit Yves Pélicier en 1990 dans la préface du livre d'Yves Ranty. L'éveil paradoxal et son ineffable seraient la conquête la plus récente de l'évolution physiologique.

    Selon Byron: « *l'art de la vie c'est la sensation* ». Sa contemporaine Mary Shelley, à propos de son Frankenstein ou le Prométhée moderne, confronté à la souffrance de l'abandon et de la solitude, lui qui devait être parfait, fait émerger une question: « *Que serait il arrivé s'il avait été accueilli avec bienveillance, avec amour ?* »

    De la petite diététique des affects à la grande santé nietzschéenne, la condition humaine se dessine avec ses multiples partitions, et les psychothérapeutes s'y retrouvent embarqués parfois jusqu'à la *furor sanandi* chère à Ferenczi, et dont aimait à se railler Freud.

Qu'en est il aujourd'hui, à l'heure où, à la vitesse des tweets sont activées nos émotions négatives et nos réactivités, au risque de la sidération addictive ? Trop d'activité devient source d'appauvrissement et risque de modifier notre épigénétique et notre ADN sociétal ? Chaque époque a sa musique disait Céline.

Être «Un homme» est il devenu si différent ? Cet « être corps », porteur de qualités sensibles, avec ses butoirs de la pensée comme la naissance, nous dit Françoise Héritier, déchiffre et ordonne le monde, permet la pensée. Les corps sont les mêmes, ce qui leur donne une valence universelle et intemporelle. L'irremplaçable du sujet passe par l'intersubjectivité, ressentir, traduire son expérience en vécu, former une singularité qui n'est plus sous tutelle, oser penser, une valence non mesurable.

Cet « être un corps» qui nous identifie et qui est pourtant si peu nommable, car selon Spinoza, *« nul ne sait ce que peut un corps »*, se risque aujourd'hui entre toutes les formes de marchandisation de soi, médecine ultra technicienne, expérience de la relation sensorielle et tonique, neurosagesse et neuroergonomie.

Alors l'ineffable? Ce n'est pas celui stérilisant de la mort, mais ouverture à l'infiniment et interminablement à dire, à l'inspiration fertilisante, l'inexprimable fécond de la vie, de la liberté et de l'amour nous dit Jankélévitch. C'est le propre de la musique mais aussi de la voix.

Autour de ce ratage annoncé d'avance, entre paradoxes et oxymores, vous est proposé une fable inspirée par la pratique et ses expériences.... et des sensations et leurs mots, des moments différents de séances de Training autogène progressif (T.A.P.) ... Les histoires singulières des sujets manqueront… La fable vient après le corps.

Alors, le T.A.P. et l'ineffable?

Qu'est ce qui fascine, ce qui échappe, émerveille, le génie du corps ou de l'esprit, leur jonction, l'impossible à dire de l'expérience vécue ou des effets thérapeutiques?

Pour Schultz, l'état autogène, avec son effet «tout aussi puissant que celui des émotions ou des tensions affectives», est le facteur clé thérapeutique. La «réassurance narcissique» est son action psychosomatique la plus spécifique.

« *Les sentiments primordiaux nous donnent un accès direct à notre corps «vivant» en nous connectant à rien d'autre qu'à l'existence pure. Ces sentiments primordiaux qui reflètent l'état actuel du corps dans ses différentes dimensions... sur un gradient qui va du plaisir à la douleur, trouvent leur source au niveau du tronc cérébral plutôt que dans le cortex cérébral. Toutes les nuances de la vie émotionnelle sont des variations musicales complexes basées sur les sentiments primordiaux*[1]. »

Pour Yves Ranty, le processus thérapeutique a ses bases dans une relation archaïque chaleureuse, facilitant les différentes fonctions et les transferts et où la sensation est la source de la connaissance. Une «équipée commune», qui rassemble ce qui était dispersé et révèle en nous, vagues après vagues, des océans insoupçonnés et toujours mystérieux» nous dit Lévine.

« *Le geste spontané est le vrai self en acte, le seul qui peut créer, et qui peut se sentir réel. Il a sa source dans la vie des tissus corporels, et la sensation des fonctions du corps, le cœur qui bat, la respiration (...) la somme totale de la vivacité sensori-motrice*[2]. »

«La clé de la guérison», la restauration de la résilience se trouvant par delà les mots dans notre corps et dans nos instincts.

« *Paisible... j'étais là mais pas vraiment là, et les sons résonnaient amplifiés et d'autres plus sourds. Concentré, j'entendais plus de sons que d'habitude. C'est étrange, j'ai l'impression que ça me va de la voûte plantaire jusqu'au cervelet, et comme un souffle par moment, et la voix, visite tuteur qui jouait sur les temps et, sans elle, je sentais un peu d'angoisse, le trop de silence...* »

Malgré les progrès de la neuro-imagerie, le processus par lequel cet «état de conscience modifié» améliore les troubles reste à élucider. Il est possible que des expériences spirituelles ineffables aient le pouvoir de modifier l'humeur, les représentations et même le cerveau....une expérience correctrice, l'exact opposé du traumatisme. C'est l'hypothèse de la recherche sur l'utilisation des drogues illicites en psychiatrie.

Une forme de connaissance qui devient hospitalité à l'énigme.

---

[1] A. Damasio, *Le sentiment même de soi.*
[2] D.W. Winnicott, *Distorsion du moi en fonction du vrai et du faux self.*

Des créativités et des temps

« *Depuis petite, c'est les pieds et le bas qui ne va pas ...c'est ce que me disaient les médecins... alors ne pas en prendre soin... puis le toucher, une surprise, je ne m'.y attendais pas, j'ai senti une autre personne, pas agressif, doux et gentil, et pourtant, une intrusion,... J 'étais hypersensible.* »

La créativité des sensations, des abréactions et des insights, voire des douleurs, induit parfois autant chez le relaxant que chez le thérapeute « l'ineffable plaisir de trouver » un objet précieux plutôt que perdu, possédé en soi, à notre insu et brusquement mis en lumière par le corps. Cette expérience qui naît sans aucun dictat, s'accompagne de sincérité, parfois de gratitude.

A la troisième séance:

« *Je sais que j'ai les épaules tendues, mon dos s'est relâché de sa sensation d'être écrasé par des pierres et d'habitude je bouge partout... c'est un peu indéfinissable ce que ça évoque .... * »

Le « connais-toi toi-même » rivé à « connais l'instant », réinvestit la qualité subjective, la singularité de l'acte de présence ici et maintenant. L'expérience du temps, c'est cette implacable part du réel. La gravité de l'instant, l'aliénation sociale autant que l'aliénation psychique en sont une confiscation.

« *La sensation des mains sur les pieds, impressionnant, la chaleur, au début surprise, bizarre, mais sur les pieds, je la sens encore,... ça a duré qu'un instant pourtant le toucher, la sensation aux pieds je l'ai, comme une bouillotte, une puissance énergétique, ça m'a échappé, Ah! c'est ça qui me manquait.... * »

Le toucher et ses résonances avec le moi peau... et aussi la liberté l'instant juste «le kairos», cette intensité qui désigne ce moment où nous sommes vraiment vivants entièrement.

« *La voix calme, grave étirée, on porte attention, une voix sur laquelle je peux m'épauler, et la sensation de froid qui est venue ...Et le toucher très agréable, la chaleur de vos mains, je ne sais pas comment dire, ça détend vraiment ça ramène encore plus de calme, comme un soulagement, ça fait partir la* » *pression, ça fait revenir la chaleur, c'est comme un cocon* ».

Le surgissement de bribes de vie, consentement à l'irréversible, à l'éphémère des sensations. Une expérience, qui ne se renouvellera pas... Comme s'il y avait des savoirs qui ne peuvent que se vivre. L'intensité de l'individuation qui, paradoxalement, met fin au langage. Et pourtant restituer des vécus irremplaçables, trouver le chemin de sa propre cohérence, «une parole qui peut faire maison».

«Le toucher ça me rassure, la voix gentille et ferme à la fois, agréable, la voix de mon père était très forte, très autoritaire, pas dans le calme...»

«J'aime les femmes qui ont la voix douce, je m'étonne d'avoir fait autant de progrès avec vous ....»

Une qualité de présence, d'excitation intellectuelle, cet appel où le corps va nous aider à soutenir la pensée, à lui faire hospitalité, cette rencontre d'un autre, absolument singulier, qui jouera une grande part dans la fonction créatrice de Soi et ouvrira à la dé-rencontre, à la solitude, un espace inconnu qui s'ouvre dans le retrait. Entre voix inaudible de l'absence et vacarme assourdissant des présences, l'indicible, c'est la présence, le pouvoir de la voix silencieuse de mon corps dit Lévine.

Répéter en séance des vécus douloureux, ne pas pouvoir se relaxer seul, le risque du corps ? Les résistances empêchent la construction d'un état corporel présent, pouvant constituer un socle ressource fondé sur le corps.

« Votre voix m'insupporte je n'aime pas votre voix....ce n'est pas agréable d'être dérangée mais sans elle je n'y arrive pas, mais votre toucher, agréable chaud rassurant, il faut ce contact pour que je rentre dans la relaxation et j'ai eu mal au ventre, j'ai encore mal...». Et puis un jour : *«la voix chuchotée ça allait...le corps sexué je ne sentais que mes bras et mes jambes raides contractés comme des morceaux de bois et rien d'autre et puis des larmes qui sont venues, comme ça».* Et plus tard: *«Mais ce n'est pas votre voix que j'entends, ...ce n'est pas vous, c'est une autre personne qui parle...»*

La question du pretium doloris

Une douleur comme atténuation de douleurs plus grandes :

« *ça me fait mal là* (elle met sa main sur son thorax), *ça m'écrase* ». Cette douleur se répète sur plusieurs séances.... « *c'est pour ça que je ne peux pas me relaxer seule...* » ... Et un jour cette douleur n'est plus là.

Le prix de la douleur, le service de la vérité qui relève de l'*amor fati* nietzschéen, un retour consenti sur le passé et une ouverture à l'inespéré, à l'avenir.

La douleur, notre enseignant le plus efficace, elle précède la pensée, signe que l'individu échappe à la falsification, c'est une boussole d'individuation, socle des tentatives de subjectivation, apprentissage à s'aimer en tant qu'autre, librement et pleinement. Il y a parfois quelque chose à vivre jusqu'au bout, rester en conscience et en contact pour finalement trouver la paix.

Qu'est ce qui empêche ou favorise ce mouvement intérieur subtil de l'acceptation?

« *Je me sentais trop lourde, mes bras, tout... je n'ai plus pensé que j'avais mal à la tête, trop bizarre, plus ça allait, moins j'entendais les bruits extérieurs, les silences longs, j'attendais votre voix, j'attendais que vous parliez, la voix est apaisante, douce, elle m'aide, ça me reposait* ».

...« *Seuls les sens peuvent guérir l'âme* »[3].

L'hypothèse de la douceur

L'apaisement de la douleur à voir avec le soin et, dans son sillage, le pouvoir de la gentillesse de la bienveillance de la compassion mais au dessus, une arme redoutable : la douceur.

Si la gentillesse, vertu des perdants, affublée d'une quantité de soupçons, est un signe de santé mentale pour Winnicott, son manque signe pour certains la maladie de notre époque.

Quant à la douceur, d'abord défaillance, autorité en Orient, force d'âme invincible et qualité virile pour Marc Aurèle elle est un rapport inédit à la liberté, elle est éthique, politique, pacte avec la vérité.

---

[3] Oscar Wilde

Charlie Chaplin dans le Dictateur :

« Notre connaissance nous a rendus cyniques; notre intelligence durs et méchants. Nous pensons trop et ressentons trop peu. Plus que de machinerie, nous avons besoin d'humanité. Plus que d'intelligence, nous avons besoin de bonté et de douceur ».

On ignore ce qu'a pu provoquer le manque de douceur et quelles compensations ou satisfactions il faudra s'inventer.

Le T.A.P., son cadre, les vécus des relaxants nous parlent de la douceur. La douceur serait elle la base de l'accord, le levier thérapeutique ?

Pour Yves Ranty, la parole douce, monotone, les touchers, les silences à la recherche de cénesthésies agréables questionnent le besoin d'être d'accord, une relation positive, dont l'acceptation peut-être basée sur l'amour des autres, il cite Freud. Ferenczi, dans « Principe de Relaxation et Néocatharsis » se disait engagé dans une technique très particulière de réparation par l'amour.

La pulsion de douceur, un instinct affecté à la conservation de soi et de la relation, se dérobe au savoir, son privilège est l'accord. Elle advient, indéfinissable, ineffable, pari sur l'innommable, le reste de nuit qui nous entoure, avant le langage, les rituels, la civilisation, l'intraduisible, ce qui ne viendra jamais à la parole et qui a permis les mots, c'est l'être ensemble.

Elle peut défaire la terreur intime.

« La relaxation seule ça me dégoûte, je fais de la méditation, la position, c'est difficile de tenir, ça me convient mieux, avec vous c'est pas pareil!... et puis je n'aime pas les touchers, cette douceur ça me rappelle que j'ai été secouée ... j'ai honte ».

A quel moment, accepter de se laisser aller devient-il un acte de liberté délivré de l'injonction à être soi même et de la peur d'être inadapté au groupe, une des peurs les plus violentes ? Faire une expérience physique et psychique d'un vécu d'individuation qui n'est plus sous tutelle, demeurer passif tout en agissant. Quelque chose se joue entre obéir et désobéir. D'une part la possibilité de secouer l'assujettissement plein d'amour imposé aux enfants, mobilisatrice parfois d'une grande quantité de haine. D'autre part, la douceur de l'abandon, cette obéissance aveugle base de la désobéissance et de l'individuation, jusqu'au sommeil parfois, processus maturatif, délivrance.

À la troisième séance:
« Très agréable, super agréable, je m'endors très rarement, même chez moi je ne suis pas comme ça, j'ai senti vos mains... »

La douceur énigme incluse dans l'accueil, porte la vie, la sauve et l'accroît. Elle s'éprouve, elle implique le corps, on lui fait hospitalité, elle ne se possède pas, ne se fixe à aucun endroit du corps, «sa puissance se distille par les sens». Pour ètre reçue ou donnée, elle implique l'abandon, la confiance.

Se rejoue là, le beau, l'utile, le monde perdu de la vie utérine et le risque de la passion de la perte à laquelle il faut avoir le courage de ne pas acquiescer. La douceur réclusion est du côté du renoncement, du morbide, privée d'une haine constitutive.

«Le toucher est très apaisant, rassurant, la chaleur, la douceur, c'est très doux la façon dont vous posez les mains,... très agréable ma mère n'était pas tactile, elle ne montre rien, ce n'est pas qu'elle n'aime pas mais...». À la septième séance de T.A.P..

La douceur est une force de métamorphose pour Anne Dufour-mantelle, ce qui retourne l'effraction traumatique. Il faut pouvoir aller jusque là où le corps a été atteint, la douceur est l'une des conditions de cette reconstruction.

« Son visage simple, plein de bonté est calme et amical. Elle prend ma main dans la sienne et je lui presse la main. Elle me répond avec douceur. Tandis que mes yeux cherchent les siens, je sens se former une larme. La senteur délicate et vaguement familière de son parfum me fait comprendre que je ne suis pas seul. Je me sens soutenu dans mes émotions par sa présence encourageante (..) cela a été une leçon d'humilité pour moi de voir que je pouvais utiliser ma méthode pour me sauver moi-même ». Ces mots de P.A. Levine qui raconte comment il vient d'échapper à la sidération traumatique et à ses conséquences.

Pour Levinas *«si la douceur était un geste, elle serait caresse (...) qui consiste à ne se saisir de rien, à solliciter ce qui s'échappe sans cesse».*

Pour Anne Dufourmantelle, elle serait alors un lien direct entre les corps, la parole inarticulée de la sensibilité, « *la pointe avancée du tact*[4] », l'intelligence du toucher, accélérateur de vie.

En T.A.P. le toucher n'est pas caresse.

« *Je n'ai jamais connu ça, je ne m'attendais pas à ça, les touchers, je me suis sentie glacée, c'est agréable, surprenant ...le calme total ! , le noir, la sécurité c'est indéfinissable, le toucher comme un massage doux...*».

La douceur est invincible, ambivalente dans son expression, au masculin comme au féminin, du religieux au profane.

Elle est une énergie immense, une redoutable force, « *Une activation du sensible en intelligible. Sans elle y aurait-il un passage possible entre ces ordres ?* » Questionne Anne Dufourmantelle.

Associée à la force agissante du discours pour Lévinas, elle est le phénomène originel qui révèle l'altérité et mouvement sans limite de résistance à l'oppression qu'elle soit psychique ou politique.

Trouver les mots pour entrer dans la dynamique de conscientisation, où dire c'est récupérer du sujet, faire lien avec ce qui est encore étranger, l'illusion de se réinventer sans cesse, ne plus pouvoir être rien ou de nulle part, rencontrer une estime de soi qui n'est pas le bonheur mais apporte la stabilité.

Dix-huitième séance :
« *Planer, ce n'est pas exactement ça, le plaisir de se reconnecter à soi même, un état agréable, ailleurs, à l'intérieur...* » ; elle rit et ajoute : « *je n'arrive pas à le décrire plus que ça, j'ai réussi à me retrouver* ».

Le plaisir en relaxation, une étape qui montre que les échanges narcissiques et objectaux sont de qualité et au service du travail de l'élaboration psychique, et que le Moi peut se libérer des entraves de l'Idéal du Moi.
Et la joie de faire du bien et le plaisir partagé. Il faudrait aussi parler du rire et de son pouvoir de métamorphose...

---

[4] J. Munier, *https://www.franceculture.fr/emissions/lessai-et-la-revue-du-jour-14-15/puissance-de-la-douceur-revue-muze-r* , consulté le 31/03/2019

Ces vagues de sensations et d'expériences vécues en T.A.P. ont pris un sens particulier dans l'histoire singulière de chacun et chacune; ces nouvelles traces mises en conscience ont souvent été un socle pour les processus de changement et la création de la pensée.

«La sensation d'exister est douce car elle implique une coprésence originaire de l'autre où vivre, exister, sentir et partager cette sensation avec autrui sont une même chose»[5].

Conclusion

La relaxation dans son dialogue incessant depuis ses origines avec les neurosciences, nous parle aujourd'hui de neuroergonomie, cet art de bien utiliser son cerveau à la recherche d'une vie mentale plus libre, nous conduisant dans la vie réelle à plus de liberté. Dans une posture d'humilité prospective, l'humanisme de la neurosagesse nous enseigne que l'augmentation de l'homme sain doit se faire de l'intérieur vers l'extérieur et non l'inverse et que les cordes de notre corps sont capables de mélodies plus vastes.

Avec l'épigénétique et les traces biologiques des vécus de souffrances traumatiques se pose cette question : Comment sommes nous traversés, agis, par ces traces laissées dans la chair, tant du coté des victimes que des bourreaux, fantômes parfois d'un héritage transgénérationnel précédé d'aucun testament ? La biologie délivre des traces muettes, des cicatrices sans histoire alors que s'annoncent des médicaments pour les effacer. Un des enjeux serait de laisser intacts les souvenirs procéduraux alors que leur réversibilité passe par une prise de conscience interpersonnelle et la psychothérapie.

Bien des écrits sur l'épigénétique parlent des effets thérapeutiques de la relaxation. Mais les méthodes naturalistes manquent de validation. L'épigénétique pourrait être un outil tant de prévention que de validation, même si l'amélioration de la clinique et des signes de souffrance suffisent.

L'irremplaçabilité c'est le ressentir dans son être, faire l'expérience physique et psychique de sa singularité. Le vrai sujet c'est l'individu comme aventure unique, comme les autres et pas comme les autres.

De l'homme de Vitruve à l'homme neuro-augmenté, est-ce encore et toujours l'homme que l'on met au cœur des leviers? La communauté sensible des corps, dite dominée par la peur, atteste que Thanatos

---

[5] Giorgio Agamben

reste supérieur à Eros. Avec la culture de l'hospitalité à cet autre en soi, gageons possible la promesse d'une neuro-sagesse, un nouvel humanisme et son vaste avenir, le risque d'un homme à la sagesse au Soi neuro-augmenté, l'individu sacré, en lien avec son humanité, ce qui le fait boiter.

Bibliographie

ABERKANE I., Libérez votre cerveau!: traité de neurosagesse pour changer l'école et la société, Paris Robert Laffont, coll. «Réponses»; Octobre 2016, Préface Serge Tisseron.
BARANDE I., Sandor Ferenczi, 1972, Editions Payot & rivages, 1996.
JOLIEN Alexandre, Eloge de la faiblesse, Editions Le cerf, 1999.
DUFOURMANTELLE A., Puissance de la douceur, Editions Payot & rivages, Eloge du risque, Rivages Poche, Petite Bibliothèque, 2011.
FLEURY C., Les irremplaçables, Editions Gallimard, 2015.
FLEURY C., La fin du courage, Librairie Arthème Fayard, 2010.
FLEURY C., Pretium doloris, 2002, Editions Pluriel, 2016.
FERENCZI S., Journal Clinique, 1932, Petite Bibliothèque Payot, 2014.
GIACOBINO A., Peut-on se libérer de ses gènes? L'épigénétique, Stock, 2018
GROS F., Désobéir, Editions Albin Michel/Flammarion, 2017.
LEBLANC G., Vaincre nos peurs et tendre la main, Editions Flammarion 2018.
LEVINE Peter A., Guérir par-delà les mots, Comment le corps dissipe le traumatisme et restaure le bien-être, InterEditions, North Atlantic Books, Berkekey, California, 2014.
LEVINE Peter A., Trauma et mémoire, InterEditions, Dunod, 2016.
MARC-AURELE, Pensées pour moi-même, Edition de Mario Meunier, GF Flammarion.
MCDOUGALL J., Eros aux mille et un visages, Editions Gallimard, 1996.
NACACHE L., L'homme réseau-nable, Du microcosme cérébral au macrocosme social, Odile Jacob, 2015.
PERROUD N., Maltraitance infantile et mécanismes épigénétiques, in L'information psychiatrique 2014, volume 90, Editeur John Libbey Eurotext
JANKELEVITCH V., La musique et l'ineffable, Editions du Seuil, 1983.
RANTY Y., Le training autogène progressif, Une relaxation psychothérapique, PUF, 1990.
DE ROSNAY J., la symphonie du vivant? Comment l'épigénétique va changer votre vie. Editions les liens qui libèrent, 2018
SCHULTZ J.H., Le training autogène, Presses Universitaires de France, 1977

Psychothérapie de Relaxation ou Psychothérapie basée sur les sensations, le tonus, l'état de conscience et le Symbolisme (PBSTCS)?

Comment la question des sensations et du tonus en relaxation revient dans l'actualité de la SFRP , trente ans après sa création?

Prof. Dr. Philippe Nubukpo

Résumé

L'idée de créer une Société de Relaxation Psychothérapique œcuménique, réunissant plusieurs tendances, est née en 1985. En 2008 le congrès anniversaire des 20 ans de la Société Française de Relaxation Psychothérapique (SFRP) intitulé « la relaxation, une psychothérapie d'avenir », avait fait le point des avancées obtenues.

Le but de mon propos est, dans une perspective de réflexion, en partie sur nos archives, d'analyser comment les dix dernières années, la SFRP a évolué dans sa théorisation, à partir de l'héritage laissé après 20 ans par les fondateurs.

Je réfléchis sur la manière dont la théorisation élaborée progressivement au cours des après-midi de formation la SFRP et de nos colloques, nous a conforté dans l'idée que le travail sur les sensations et le tonus était un des objets essentiels de la relaxation psychothérapique.

Je reviens aussi sur l'apport des différents congrès (la relaxation, une psychothérapie d'avenir-14,15 mars 2008 ; Rites cultures et relaxation, 2-3 décembre 2011 ; Urgences et relaxations-23-24 mai 2015).

Devons-nous alors abandonner la référence aux états modifiés de conscience ? Que dire de l'aspect symbolique du cycle supérieur du TAS et qui est très présent dans la thérapie Bionomique ?

Sinon la relaxation psychothérapique ne pourrait-elle pas se définir comme une Psychothérapie Basée sur les Sensations le Tonus, l'état de Conscience et le Symbolisme (PBSTCS) ?

Mots clés : SFRP, identité, histoire, sensation, tonus, état de conscience, psychothérapie

Qu'avons-nous donc fait de nos vingt ans, c'est à dire des dix années qui viennent de s'écouler ?

Parmi les faits marquants de cette décennie 2008/2018, je mentionnerai la dissolution de l'IFERT et son remplacement par un conseil scientifique (Au cours du CA d'octobre 2006 est abordé la **Dissolution de L'IFERT**), le décès successif des fondateurs et les tentatives de modernisation progressive de notre société et son rajeunissement. La décennie a vu le départ successif de Suzanne Kaepes, Melina Agathon, Reine Klotz, Yves Ranty, Michel Erlich et à qui je rends hommage ainsi qu'à MJ Hissard qui a pris une retraite méritée.

I-   **REFLEXIONS SUR LE CONTENU THEORIQUE DES APRES-MIDI de la SFRP**

Il me faut bien choisir un angle pour aborder cette synthèse de dix ans alors pourrai-je   choisir l'angle de la sensation et celui du tonus comme étant les thèmes du congrès de la SFRP ; l'exercice m'est difficile du fait de la richesse des thèmes abordés toutes ces années.

1.1-   *Importance des mots en relaxation : relaxation sensations et symbolisme*

Les années 2008 et 2009 ont été occupées par le travail sur le thème:
     « Quand le mot paraît dans la séance : la fonction psychothérapique du relaxateur ; théorisation à partir des cas cliniques ».

A la suite des présentations de cas cliniques, les discussions théoriques ont souvent été riches et ont porté entre autres sur les points suivants : le traumatisme de la naissance, l'angoisse de mort, les mots du thérapeute, les mots importants du relaxant à ne pas rater, les mots du corps, les mots, la voix et les dangers de la séduction, la dialectique de l'ambivalence A partir de l'observation d'une jeune femme de la trentaine, avec un Trouble Anxieux Généralisé qui va tomber enceinte « accidentellement » au cours de sa relaxation et développer une relation « d'omnipotence » avec son relaxateur, les participants ont pu échanger sur différentes problématiques pratiques et théoriques concernant le cadre, l'indication, la Co thérapie, la relaxation par le médecin généraliste, la fonction créatrice de la relaxation, la problématique de la perte…

Le cas d' « Elyse, 61 ans, la pleureuse », adressée en relaxation par une diététicienne, « pour arrêter de pleurer » et pour des « fibromyalgies » et qui souffrait de fibromyalgie a été l'occasion de nombreux commentaires dont nous avons pu retenir que par le maternage du relaxateur, elle a pu dire une douleur qu'elle ne pouvait plus dire. « Le cas de Jacques » deux mètres, 47 ans qui présente depuis dix ans une douleur de la colonne vertébrale, de l'hypertension artérielle et une hypercholes-térolémie avec dans ces antécédents un alcoolisme sevré depuis six ans et un sevrage tabagique depuis deuxans, sera l'occasion pour les relaxa-teurs de souligner l'importance du toucher dans sa cure et d'insister sur l'importance de la sensation notamment le lien possible entre sensation de froid et la mort du père quand il était enfant ou encore le manque de chaleur affective de la mère. Clôturant cette série de communications pendant deux ans sur la fonction psychothérapeutique du relaxateur, Y. Ranty, souligne que cela est rendu possible grâce aux fonctions psycho-thérapiques du relaxateur que recoupent ses mots, son expérience, son intuition, sa capacité d'insight, sa créativité …. La relaxation pour lui, s'apparente à une expérience maïeutique (Socrate) corporelle : «accou-cher des mots du corps » ; « les mots en relaxation sont de plusieurs types: mot-sensation, mot- perception, mot-affect, mot-plaisir, mot-dé-plaisir, mots résistance, mots réalité, mots-limites.. », en illustrant les trois cas cliniques de l'année : les mots cicatrices : « je voudrais être petite pour rentrer en vous » ; « j'ai mon dos comme un arc », les mots de fusion à la mère: « la mère envahissante ; je n'aime pas ma mère », des mots forts qui traduisent des excitations dans le corps qui ne peuvent être menta-lisées, l'angoisse de la mort, la fonction transactionnelle de la douleur (recherche du visage empathique de la bonne mère). Pour Yves Ranty, un thérapeute avisé ne doit pas laisser prononcer certains mots sans ré-agir, les interpréter…Toutefois souligne-t-il, la maturation du Moi doit se faire sans trop d'intervention du thérapeute ; il faut laisser venir le travail de ressenti corporel, avant tout travail d'interprétation. Il s'agira alors entre autres d'interpréter les résistances toniques cénesthésiques, l'anesthésie, le refus du calme, le refus des exercices à la maison etc.

Le patient apprend son travail de relaxant tout au long de la cure. Il fera des associations sensation-image, sensation-image-pensée…Pour aider aux associations « sensation-image–pensée », le relaxateur doit chercher l'affect sous-jacent qui permettra de retrouver la représentation de la pulsion; la relaxation en amortissant la résonance émotionnelle de l'affect va favoriser un retour plus rapide de la représentation.

La relaxation favorise le travail de la sensation vers l'affect alors que la psychanalyse favorise le travail de la pensée vers l'affect.

A notre avis tout cela renvoie à la l'importance de la fonction symbolique de la relaxation.

1.2 – Importance du Toucher en relaxation

Le Dr Jean-Christophe Mandon, présente deux vignettes cliniques. Il s'agit de deux patients qu'il suit en psychothérapie de relaxation depuis bientôt dix ans ; cette cure a été interrompue pendant deux périodes d'absence longue. Pour ces deux patients, la technique utilisée a été celle du Training Autogène Progressif (TAP) avec deux spécificités : des inductions évolutives et une place importante pour le toucher et une rareté des interprétations.

Un homme, est adressé par son médecin traitant ; il souffre de psychose et a un traitement médicamenteux. Il est très ritualisé et verbalise peu. Il décrit un bien être grâce à la relaxation et depuis son suivi n'a jamais refait d'épisode délirant. Il a probablement bénéficié de la permanence du cadre et du transfert dyadique (maman/papa). Il présente depuis peu un déficit cognitif léger (MMS=27).

La 2e vignette est celle d'une femme, soignante, qui consulte pour des angoisses de morcellement et qui n'a pas décompensé sa psychose malgré l'absence de traitement médicamenteux. Ici le transfert maternel a été prépondérant ; par la fonction autocalmante et l'état autogène, elle a permis l'amortissement des affects et angoisse de mort, permettant ensuite leur verbalisation. Il a été souligné que si dans le premier cas, le toucher a joué un rôle symbolique, dans la seconde vignette, il a été réparateur, métaphorique, symbolique. La discussion a aussi évoqué la question de la dépendance au thérapeute en soulignant que si tel avait été le cas, cette dépendance a permis de préserver l'intégrité des deux patients. La question du sens de ces longues interruptions au sein de la cure a aussi été évoquée et pour finir, un débat a eu lieu sur les liens entre psychanalyse et relaxation ; à ce sujet, le Dr Ranty rappela que Schultz et Jacobson ont montré que la relaxation opère par les sensations. Concernant les liens entre inductions et psychanalyse, certains pensaient que l'induction venait du ressenti et que la psychanalyse fournit juste une grille de lecture ; d'autres pensent que l'expérience analytique modifie la nature de l'induction…

1.3 – Importance des sens en relaxation

En 2011, la réflexion de la SFRP tourne autour des sensations; à cette occasion, Y.Ranty fera une intervention remarquée intitulée « les sensations ont –elles besoin d'avoir un sens pour être efficace en relaxation ?». Il affirme alors que la relaxation permettait de mieux sentir le somatique pour mieux le penser et non penser le somatique ; il rappelle que la sensation prenait sa valeur lorsqu'elle interpellait le sujet par rapport à son histoire car le Moi est dérivé de sensations corporelles externes mais aussi internes… Il finira ainsi son exposé : « au commencement était le corps, puis vint la psyché, et apparut le verbe… ». Dans l'espèce humaine, la relation est créatrice de la vie psychique.

1.4– Importance du tonus en relaxation

« Tonus et relaxation » a été un des thèmes forts de la SFRP en 2012. Au cours d'une de ses interventions, MJ Hissard a resitué l'histoire de la relaxation statico-dynamique (RSD) au regard des différentes influences successives de Jacobson, Jarreau, Klotz, Debure, Hissard. «Au Commencement était le Contraste Tendre-Lâcher» pourrait-on dire…

Depuis 1908, la méthode de Jacobson centrée exclusivement sur le contrôle des états toniques musculaires éduquait la perception des sensations propres aux états toniques et mesurait la détente des tensions ainsi perçues.

Relatant son expérience personnelle de la pratique de la méthode, MJ Hissard indique que « *ce qui dans la cure de relaxation m'apparaissait majeur tout autant que la détente du corps réel elle-même, c'était tout ce que le relaxant avait appris en route vers l'alpha de l'état autogène, d'abord sur lui-même -psychologiquement-, sur ses états plus ou moins rigidifiés, puis sur son univers corporel, spatial, temporel et métamorphique grâce à la plasticité tonique, devenue partie intégrante de son identité psychique plus ouverte désormais* ». Elle conclut en soulignant que la RSD a donc beaucoup évolué depuis ses origines : la RSD s'est à la fois «sensorialisée», «organicisée» et «*psychologisée*». Ca ne simplifie rien ! Pourtant il est probable que, grâce à cela, l'appréciation des résultats sera de plus en plus discernable et dans une mesure…certaine, quantifiable.

1.5 – Autres thèmes abordés au cours des après-midi de la SFRP depuis 2013

De nombreux autres thèmes ont fait l'objet de réflexion au cours des après-midi de la SFRP tels : l'empathie, le temps et durée de la cure, la voix, le transfert, les images, les états modifiés de conscience etc. Abordant «La question du temps en relaxation à l'hôpital», à partir de réflexions autour de cas cliniques, Mme Aurore Juillard, concernant les liens entre temps et relaxation, indique que ce n'est pas une question de période mais d'intensité ; elle distingue le temps vécu, le temps agi (expérience sensorimotrice), le temps représenté (langage), le temps connu (histoire, avant après...), le temps primordial. Le temps est lié à l'axe du corps et au tonus

II - CE QUE NOUS AVONS APPRIS DES CONGRES DE LA SFRP DEPUIS 2008

2.1- 11ᵉ Colloque SFRP : Congrès de Limoges Les 14 et 15 Mars 2008, La Relaxation : Une Psychothérapie D'avenir. Dépasser Les Dualismes Psychothérapiques

Durant deux jours, des intervenants venant de différents horizons, en France et de l'étranger (Hongrie, Roumanie, Italie, Japon, USA) ont confronté leurs idées sur la relaxation psychothérapique et réfléchi à ce qui en faisait une psychothérapie d'avenir. Les thèmes abordés étaient variés :
- Les techniques de relaxation psychothérapiques: évolutions, disparitions
- Les indications de relaxation psychothérapiques en 2008
- La pratique de la relaxation en 2008
- La formation des relaxateurs : fond et forme, contrats et organismes, université et accréditation
- La relaxation psychothérapique 20 ans après : représentations, champ, dérives, passerelles
-Deux tables rondes ont également permis d'élargir le débat aux sociétés internationales de relaxation sur le thème, Quel avenir pour la relaxation psychothérapique :
- Les liens de la SFRP avec les autres sociétés de relaxation psychothérapique
- La relaxation dans le monde
Dans une thérapie de relaxation interviennent de nombreux phénomènes outre la relaxation, tandis que s'enclenchent des processus plus importants que cette dernière : modification de la conscience, confrontation avec l'inconscient, régression complexe, symbolisation corporelle, projection transférentielles, immersion dans l'imaginaire.
Dans ces processus résident les raisons cliniques de pratiquer une thérapie de relaxation; dans ces phénomènes apparemment collatéraux réside le "pourquoi" de la relaxation.
Les stratégies que permettant d'opérer sur ces phénomènes constituent le "comment" de la relaxation.

Les techniques ne sont pas des indications absolues, mais des opérations relatives aux stratégies qu'une psychothérapie met en œuvre.

Le « comment » configure l'identité d'une psychothérapie

Le deuxième thème a été celui des indications de relaxation psychothérapiques en 2008

Des communications autour de la relaxation en lien avec les thérapies brèves, ont démontré comment la relaxation du relaxateur en développant ses qualités (empathie, authenticité, éthique) influe positivement sur la manière d'accueillir le patient particulièrement dans l'urgence. Les indications de la relaxation en pathologie d'urgence ont été exposées.

L'indication est aujourd'hui, plus fonction du désir du soignant, d'une prescription du généraliste que d'un référentiel théorique, qui sous-entend un effet des plus aléatoires.

Cela est en partie dû à l'accentuation des symptômes corporels dans une société de plus en plus opératoire, d'où la multiplicité des abords corporels sans réel discernement.

Le thème consacré à la Formation des thérapeutes a débattu de la manière dont on devenait un psychothérapeute et surtout un psychothérapeute spécialisé en relaxation. A cette occasion, les étudiants du DU de relaxation de Bordeaux qui avait fermé au profit de celui de Limoges ont été interrogés (cf. III).

2.2- 12ᵉ Colloque SFRP ; Congrès de Limoges mars 2011 : Rites cultures et relaxation **les 2 et 3 -12- 2011**

Le XIe Colloque de la SFRP « rites cultures et relaxations » a été dédié à la mémoire de Y Ranty. Le point culminant du Colloque a sans doute été la projection du film Indo Pino en présence des réalisateurs Martine Journet et Gérard Nougarol. Il a été rappelé que la relaxation sollicite la reconnaissance du magique et du sacralisé sinon du sacré au sein de notre pratique et du cadre culturel de celle-ci. Dans cette optique, il a été comparé avec profit nos pratiques soignantes avec celles d'autres cultures permettant de discerner notre héritage à l'égard de certaines; à l'intérieur de notre culture, la comparaison s'affine en considérant les pratiques psychothérapiques des relaxations entre elles et avec les pratiques médicales.

« *La plupart des relaxations ont pris leurs racines à la fois dans les pratiques magico-religieuses du Temple d'Epidaure, et dans les pratiques mé-*

ditatives orientales comme le Yoga et le Zen. Donc, elles se sont inscrites dans l'évolution de la pensée, pensée magique et pensée religieuse et de la pensée scientifique ».

L'importance de la culture, de sa transmission transgénérationnelle et sa manière d'influencer le « moi corporel » a été soulignée. La relaxation, en tant que thérapie psychomotrice, aborde le vécu corporel et libère les fantasmes qui peuvent s'y rattacher. Le langage du corps, à la différence du langage verbal, est rarement falsifié. En cela il nous semble qu'un avantage de ce type de psychothérapie est de dépasser la barrière de la langue.

Le corps ne peut être séparé de la culture, quelle qu'elle soit.

Une réunion de l'école française du training autogène (EFTA) et de l'international comitee on autogenic training (ICAT) a été l'occasion d'adresser une pétition au Pr De Rivera, président en exercice de l'ICAT pour redynamiser cette association

2.3- 13ᵉ Colloque SFRP ; Congrès de Lyon 23-24 mai 2015 : Urgences et relaxations

Ce colloque nous a questionné sur l'Urgence et la Relaxation, or est-ce que dans l'urgence, il peut y avoir relation ? Il ne peut y avoir de relaxation sans relation. Schultz parle de ce « nous » thérapeutique essentiel au sens de la création d'une relation. Yves Ranty parle de « couple thérapeutique » pour entraîner un processus de changement et conditionner l'organisation du transfert dans la pratique en relaxation psychothérapique. Sylvie Cady dans sa pratique en relaxation psychosomatique insiste sur cette construction à deux, cette dynamique relationnelle. S'il y a « urgence », nous devons agir immédiatement ! Nous proposons alors une relation qui va passer par le corps, par les sensations. Nous pouvons alors considérer que l'urgence existe par la relation et c'est par elle qu'elle va se transformer (Juillard, 2016).

Le sujet qui ressent l'urgence comble les lacunes du rythme, et les emplit du matériel psychique angoissant (Orrù, 2016). En effet, pour Bachelard, dans la continuité temporelle, il n'y a de place que pour le plein, sans aucune interférence du vide. Selon Bachelard, bien que finalement la réalité apparaisse comme continue dans ses manifestations, elle est ponctuée par des moments créateurs qui s'inscrivent avec force dans le processus évolutif. Bachelard soulève donc une condition préalable à la vie, l'alternative repos/action, l'alternative vide/plein. Le rythme est donc la dialectique du repos et de l'action, la dialectique du vide et du plein. Le rythme est la base de la dynamique vitale et de la dynamique psychique.

III-   LA QUESTION DE LA FORMATION À LA RELAXA-
TION PSYCHOTHÉRAPIQUE

Le Diplôme Universitaire (DU) de Bordeaux (1997 à 2007) a formé 91 étudiants, répartis en six promotions
L'état des lieux de leur devenir en 2008 a montré que :

*   4 professionnels pratiquent la relaxation en institution, 8 en libéral
*   Les autres professionnels (8) ne pratiquent pas pour les raisons suivantes :
    –   Exercice de la psychanalyse seule
    –   Pas de possibilité d'exercer la Relaxation Psychothérapique en tant que telle par les dentistes et chirurgiens dentistes
    –   Pour ne pas avoir une double casquette (un médecin généraliste)
    –   2 professionnels en institution se sont vus refuser cet exercice
    –   Une méconnaissance dans le milieu médical, hospitalier
    –   Trouver sa place de Relaxateur, articuler sa pratique …
    –   Trouver un lieu d'exercice
    –   En libéral : pas ou peu de contrainte de lieu, exercice chez soi

Le DURP de Limoges: 12 ans d'existence (2005-2018) a formé actuellement **114** étudiants.

Afin de connaître leur devenir, une enquête a été réalisée en 2018 : 75 questionnaires ont été envoyés et 34 retours exploités donnant des informations résumées dans les tableaux ci-dessous :

Tableau 1

Devenir professionnel après la formation	Effectif	%
Pratique de la relaxation psychothérapique	34	100
Pratique à temps complet	3	9
Pratique à temps partiel	27	79
Pratique en libéral	16	47
Pratique en clinique	1	3
Pratique en institution publique	15	44
Hôpital	12	35
EHPAD	3	9
Foyers pour adultes en situation d'handicap	0	0
Autres (Milieu carcéral, ITEP, CMP, SDIS....)	7	21

Tableau 2

Méthodes de relaxation psychothérapique pratiquée	Effectif	%
RIV	4	8
RSD	2	6
TA SCHULTZ	10	42
TAP RANTY	24	71
WINTREBERT	4	12
JACOBSON	1	3
BERGES	3	9
SOPHROLOGIE	1	3
MEDITATION EN PLEINE CONSCIENCE	1	3
Plus d'une méthode	14	41
SANS REPONSE	2	6

Tableau 3

Poursuite d'une supervision	Effectif
Oui	23
En individuel	17
En groupe	0
En groupe et en individuel	6
Sans réponse	11

Tableau 4

Adhésion à une société savante	Effectif	%
SFRP	18	53
RSD	1	3
SAPIR	0	0
EFTA	15	44
BERGES	2	6
ARRESFS	0	0
Autres sociétés (GARP...)	2	6
Plus d'une société savante	13	38
Aucune	4	12

IV - SYNTHESE : PSYCHOTHERAPIE DE RELAXATION OU PSY-CHOTHERAPIE BASEE SUR LES SENSATIONS LE TONUS, L'ETAT DE CONSCIENCE ET LE SYMBOLISME ?

4.1 Qu'attendons-nous d'une psychothérapie ?

Ce que nous attendons de la psychothérapie est un changement qui nous amène à ne plus, ou à moins souffrir, afin de donner un sens à

notre existence. Il s'agit pour le sujet d'être heureux.
« *Le thérapeute aide l'individu à s'interroger sur ce qu'il désire devenir et ce qu'il peut devenir* » (QUINTIN, 2012). Souvent ce changement passe par la connaissance de soi, qui est affectée par les évènements de notre passé et la manière de nous représenter notre futur.

Pour changer il faut prendre conscience de soi. Or, la Conscience de Soi est une des propriétés les plus mystérieuses du cerveau ; cette expérience que nous avons de nous-même en tant que individu distinct des autres, engage de nombreux aspects du cerveau : émotions, cognition, perception, mémoire, métacognition, théorie de l'esprit...

Pour Damasio, il n'y a pas de conscience de Soi sans émotion (substrat cérébral du sentiment)! La conscience, est la structure mentale intégrée qui relie le Soi aux Objets. Comment le cerveau crée-t-il le sentiment de soi dans l'acte de connaître?

Il nous semble que cette connaissance est à la fois, sensorielle, tonique, intuitive, mnésique, symbolique...

Les connaissances scientifiques récentes peuvent nous orienter, notamment celles qui formulent des hypothèses sur le fonctionnement du cerveau lors d'un état modifié de conscience comme au cours de la méditation. En effet, la méditation de pleine conscience désactive le Réseau du mode par défaut (RMD) (Brewer et al, 2011) ou change sa connectivité fonctionnelle (Taylor, 2013).

Le RMD est un ensemble de régions cérébrales interconnectées activées préférentiellement lorsqu'un individu n'effectue aucune tâche précise ; il comprend des parties du lobe temporal médial, du cortex préfrontal médial, du cortex cingulaire postérieur, du précunéus et du cortex pariétal et jouerait un rôle dans la création et le maintien du Soi autobiographique et permettrait de générer des pensées spontanées pendant la rêverie (Ngô TL, 2013). Par ailleurs, la méditation est associée à une diminution de l'activité de l'amygdale ; le cortex cingulaire antérieur (qui sous tend la capacité à diriger l'attention) est moins actif chez des moines bouddhistes pendant la méditation que chez les débutants. De même, au cours des exercices de méditation, l'insula antérieure (associé à la perception des sensations viscérales comme la soif, la faim ; l'équilibre et la détection des rythmes cardiaques et respiratoires) est activée. Enfin, la matière grise à la jonction temporo pariétale (JTP) (rôle dans l'empathie, la compassion, la perception des états corporels à la première personne) est augmentée.

Les travaux sur la neuroplasticité nous ont aussi appris que le comportement peut modifier le cerveau; ce terme désigne la capacité du cerveau à être modifié par l'expérience ou l'environnement à la fois lors du développement et chez l'adulte. Le cerveau est donc capable de délocaliser ses fonctions, de les transférer, de les réorganiser selon la lésion qu'il a subie. Nous savons donc désormais que l'aphasie de Broca est probablement une erreur du 19ème siècle depuis que les expériences du Pr Duffau nous ont montré qu'une fonction abimée ou supprimée par une intervention chirurgicale sur le cerveau, pouvait réapparaître quelques années plus tard.

4.2-Que peut apporter spécifiquement la relaxation psychothérapique dans le champ des psychothérapies?

Nous savons que la relaxation peut aider à la reviviscence des sensations archaïques : le bébé sentait, sans les mots, car les sensations sont la traduction corporelle de la relation objectale naissante. Passer de la sensation à la connaissance de Soi, exige la relation de transfert.

Pour Ajuriaguerra, «Les expressions et les postures de l'enfant laissent des traces qui seront remémorées plus tard; les postures n'ont pas de syntaxe propre, elles ouvrent la voie à des discours fantasmatiques, à des contenus latents que nous devons déchiffrer ; les expressions subies dans l'enfance persistent, (...un sourire des parents), restent là tels qu'ils ont été vécus, ré-élaborés au cours de l'histoire de l'enfant ; l'Autre influence continuellement la perspective de cette élaboration … ». Bref, la relaxation comme cela a toujours été souligné par les créateurs, est une thérapie sensorielle, une thérapie kinesthésique qui permet un échange de mouvements, de postures et favorise la mémoire corporelle, favorise la connaissance intuitive du corps c'est-à-dire, « l'insight du corps ».

La Relaxation psychothérapique est aussi une auto hypnose progressive

Le terme d'état autogène que Schultz utilisait pour indiquer l'état de conscience particulier dans lequel se trouve le sujet pendant les exercices de relaxation, après la période d'apprentissage », était selon son auteur, un facteur clé dans sa psychothérapie!

Cet état, réalisé grâce à la « somatisation » ou polarisation concentrative sur la vie corporelle serait proprement autocréatrice et auto réalisatrice (Schultz, 1958)

L'explication de l'Hypnose par les Neurosciences montre qu'il s'y opère simultanément des processus attentionnels et des processus de détente, un changement des connectivités (structures corticales et sous-corticales) induisant un « état d'éveil cérébral spécifique » qui facilite la plasticité cérébrale. Enfin, l'expérience hypnotique très vive, traduirait plus un revécu qu'une simple remémoration (Fayemonville, 2003).

Enfin la relaxation est une **thérapie anthropologique** et **symbolique** qui participe au mythe universel et aux mythes culturels du relaxant autant qu'à ceux du relaxateur et où la force mythique se manifeste à travers les mots des inductions, le symbolisme de la parole qui vont réveiller la force des sensations enfouies, témoins de leur histoire propre et des archétypes auxquelles elles sont rattachées.

CONCLUSION

La Relaxation psychothérapique est une psychothérapie globale. Au regard de la réflexion qui précède, ne serait-il pas utile de rebaptiser la relaxation psychothérapique comme étant une Psychothérapie basée sur les sensations le tonus la conscience et le Symbolisme (PBSTCS) ?

Nous y voyons plusieurs intérêts ; le premier est d'insister sur les effets objectivables de la relaxation et non sur nos représentations. Un autre intérêt aussi, résiderait dans le fait de pouvoir réaliser des études sur chacun des effets supposés (élargir a le champ des recherches) et de relancer la réflexion autour de cette pratique.

Enfin parmi les derniers avantages, nous citerions l'opportunité de sortir de l'interprétation « tout psychanalytique » de ce qui se passe en psychothérapie de relaxation, d'intéresser les jeunes générations et enfin, de lutter contre la stigmatisation de la méthode du fait de l'inflation sociale du terme relaxation.

Références
Damasio A (2003). Le sentiment même de Soi. Odile Jacob Ed, 479p
Breedlove M, Rosenzweig M et Watson N (2012). Psychobiologie. De la biologie du neurone aux neurosciences comportementales, cognitives et cliniques. De Boeck Ed, 739p
Brédart S, Van der Linden M (2012) Identité et cognition De Boeck Ed, 317p
Panksepp J. The Affective Brain and Core Consciousness, pp 47-63, in: Handbook of Emotions, 3rd Ed., Edited by Lewis M., Haviland Jones J.M., & Feldman Barrett L., The Guilford Press, New York, 2008, 848 p.
Greenberg L.S. Application of emotion in psychotherapy, pp 88-101, in: Handbook of Emotions, 3rd Ed., Edited by Lewis M., Haviland Jones J.M., & Feldman Barrett L., The Guilford Press, New York, 2008, 848 p.

Faymonville Marie-Élisabeth, Pierre Maquet, Steven Laureys (2005) Comment l'hypnose agit sur le cerveau neurophysiologie mensuel n°392 ; page 44 .
Faymonville ME et Coll « Increased cerebral fonctionnal connectivity underlying antinociceptive effect of hypnosis » dans Cog Brain Res 2003/17
Damasio A (2003). Le sentiment même de Soi. Odile Jacob Ed, 479p
Breedlove M, Rosenzweig M et Watson N (2012). Psychobiologie. De la biologie du neurone aux neurosciences comportementales, cognitives et cliniques. De Boeck Ed, 739p
Julliard (2016) In Peugnet, Nubukpo et Julliard. Urgences et relaxations. Penta Edition
Panksepp J. The Affective Brain and Core Consciousness, pp 47-63, in: Handbook of Emotions, 3rd Ed., Edited by Lewis M., Haviland Jones J.M., & Feldman Barrett L., The Guilford Press, New York, 2008, 848 p.
Leiders E et al, 2012 The unique brain anatomy of meditation pratictioners. Frontiers in human neurosciences, 6:34
Lutz A et al2004 Long term meditation self induced…PNAS, vol11, 46:16369-16373
Newberg AB et Iversen J 2003 The neural basis of the complex mental task of meditation. Elsevier medical hypthesis vol61:282-291
Orrù (2016) In Peugnet, Nubukpo et Julliard. Urgences et relaxations. Penta Edition
Peugnet (2016) In Peugnet, Nubukpo et Julliard. Urgences et relaxations. Penta Edition
RANTY Y (1990). Le Training Autogène Progressif, une relaxation psychothérapique. Edition Presses Universitaires de France, Paris, 338 p.
SHULTZ J H (1958) Le Training Autogène. Editions presses universitaires de France, Paris, 1991 (11ème édition), 338 p.

Table ronde :
Faut-il renommer la relaxation ?

Dr Christophe Peugnet

La question du terme relaxation me semble se poser à plusieurs niveaux. Effectivement, le caractère commun du mot d'une part, et la dimension commerciale qui lui est de plus en plus attachée au fil des ans d'autre part, ont tendance à supprimer toute crédibilité aux pratiques thérapeutiques en rapport. Outre le peu de crédit alors donné tant par les patients que par les prescripteurs, ceci participe à la mise à distance de nos pratiques par le monde des thérapeutes et psychothérapeutes. Ainsi, le risque est de basculer progressivement dans les « médecines alternatives » de plus en plus florissantes, appellation médiatique de pratiques non scientifiques au sens médical du terme. Soit dit en passant que les tutelles de la Santé récupèrent cette appellation, dans le dénigrement croissant de la médecine proprement dite, par la tendance actuelle à dévaloriser toute compétence professionnelle spécifique nécessitant une formation consensuelle, et ouvrent les portes de la médecine publique aux pratiques dites « non conventionnelles ». Si on suit ce chemin, il faudrait alors faire de même avec la plupart des thérapies actuelles, en particulier les thérapies verbales exclusivement posées sur la subjectivité. En effet, paradoxalement ce sont nos pratiques qui s'appuient, elles, sur la réalité corporelle, sur les évaluations des modifications de la conscience, des sensations, du tonus, qui sont les plus proches de la médecine conventionnelle.

Mais la spécificité de la pratique n'apparaît-elle pas déjà dans l'appellation de chacune des techniques et apports théoriques les supportant, du training autogène de Schultz aux mouvements passifs de Wintrebert ? De la même façon, quels sont les liens entre les différentes méthodes : la relaxation statico-dynamique ne s'est-elle pas aussi inspirée de la rééducation psychotonique (De Ajuriaguerra), mais la psychanalyse corporelle qui en découle, pratiquée actuellement à l'A.E.P.P.C. (Association pour l'Enseignement de la Psychothérapie Psychanalytique Corporelle, dite de relaxation) n'est-elle pas plus proche de la relaxation à inductions variables ? Et alors que ces deux dernières se refusent aujourd'hui tout lien avec la relaxation, d'autres techniques modernes qui se veulent différentes, en tout cas dans l'appellation, de la pleine conscience à l'EFT, ne sont-elles pas des formes de relaxation ? Qu'apporte cet espèce de clivage, aboutissant inévitablement à différencier « bon et mauvais », deux espaces dans lesquels peut se retrouver tour à tour la relaxation ? Est-il nécessaire de trouver un terme commun qui différencierait la relaxation d'autres pratiques corporelles, quand on sait que chaque méthode va être utilisée de façon très différente en fonction des indications et des thérapeutes ? Ceci m'amène à proposer au contraire une appellation très générale, obligeant presque toute pratique à une confrontation consensuelle aux autres, protégeant ainsi le professionnalisme en définissant à l'intérieur de cet espace des champs différents d'application. Par simplicité, y compris axée sur la reconnaissance par les tutelles, je reprendrai à l'HAS le terme de thérapies psycho-corporelles.

Est-ce que, au total, ce qui appelle à une différenciation profonde n'est pas tout simplement la dimension psychothérapique de l'approche? Dans la société actuelle, la différence entre activité relaxante pour le bien-être et action thérapeutique par la relaxation n'a plus aucun sens tant pour les soignants que pour les patients : seuls les professionnels eux-mêmes perçoivent la différence. N'est-ce pas donc cette particularité du psychothérapeute qui nécessite une formation longue et approfondie, qui change fondamentalement le cadre de la pratique, quelle que soit la technique utilisée ? Et si certaines techniques ne peuvent être utilisées que dans un cadre psychothérapique, d'autres ont la propriété de pouvoir couvrir tout le champ du panel thérapeutique. De ce fait, je proposerai plutôt de laisser à chaque pratique son appellation propre (position qui en plus rassurerait les inquiets de la perte d'identité ou de pouvoir), ne les regroupant que dans le cadre restreint de la formation ou d'une démarche fédératrice, obligatoire ou non. On pourrait y ajouter, au sein des thérapies psycho-corporelles, un groupe pouvant regrouper différentes pratiques sous l'appellation « psychothérapie à abord corporel », nécessitant alors une formation de psychothérapeute.

Dr. Frank Suzzoni

Je fais certainement partie de ceux qui sont le plus gênés par le terme de « relaxation ». J'ai montré hier comment l'étude d'écrits de la fin du 19ème siècle peut laisser penser que ce vocable a d'emblée véhiculé lors de son adoption dans le français courant une signification publique de détente journalière, voire extemporanée. Il fallait bien désigner ce besoin essentiel d'une civilisation exaspérée par sa propre technomanie multi-forme et dévastante, déjà plusieurs décennies avant Jacobson et Schultz, et avant les psychothérapeutes qui ont utilisé et poursuivi leurs travaux. Référant à un « concept grand public », très largement utilisé, le terme de « relaxation » est usé, et ceci fragilise la représentation que l'on se fait de nos pratiques, depuis le simple citoyen jusqu'à l'autorité sanitaire, en passant par nombre de professionnels de la santé.

Au colloque de Lyon, j'avais proposé de réfléchir à la pertinence du principe d'activation mais cela est resté sans résonance jusqu'à ce jour; je crois que ce travail mériterait d'être repris.

Les expressions « abord corporel » et « psycho-corporel » me paraissent insuffisantes, car elles sont empreintes du hiatus créé par l'observation dualiste de la réalité. En fort contraste, les relaxateurs sont présents, ainsi que les patients l'éprouvent, dans une démarche d'intégration totalisante.

La sensation, les sensations liées à la détente tonique et à ses suites étant ici centrales, spécifiques, à la différence des autres familles de psychothérapies – nous les activons par « induction » – on pourrait argumenter en faveur de la dénomination de « psychothérapies basées sur la sensation ». Comme il y a des psychothérapies basées sur la relation, des psychothérapies basées sur l'émotion, sur le comportement ou sur la cognition, sur l'attention, sur les états de conscience. Je ne crains pas d'endommager, comme le Professeur Nubukpo nous en prévient, l'héritage des états de la conscience et du symbole, car l'expression « psychothérapie basée sur... » ne réduit pas la thérapeutique à la base qu'elle invoque. Cette formulation vise à la différencier dans le champ des psychothérapies, par le moyen d'une particularité qui, si elle est suffisamment caractéristique sera une abréviation acceptable.

Cependant lorsque nous soulevons la question de la terminologie en 2018, il ne s'agit pas de « relooker » nos pratiques dans l'attente d'un avantage marchand, mais d'éclairer la société. Et forger en 2018 une désignation utile devrait en toute logique mettre en œuvre des termes appartenant au registre scientifique. Or il n'est pas certain que le terme « sensation » appartienne à ce registre.

C'est pourquoi j'ai attiré votre attention hier vers l'intégration par le cortex insulaire, parce que d'une part elle est le résultat d'une synthèse récente de nombreux travaux scientifiques, et que d'autre part elle illustre clairement, comme dans la figure que je vous ai projetée hier[1] ce que nous observons dans la réalité de nos pratiques: le processus d'intégration des sensations d'origine viscérale en relation avec l'activité émotionnelle, formulé par l'activité de pensée, s'y trouve être matérialisé sous la présence thérapeutique. Nous connaissons tous ce tournant évolutif dans les cures, cette découverte que font les malades, qu'ils verbalisent dans les variantes de la formulation: « je sens que j'existe », cette représentation complète du *sentient self* défini par Craig dans ses travaux[1], dont je crois que l'on peut dire qu'elle ratifie l'intégration.

Ceci pourrait nous amener à conclure dans le sens d'une « psychothérapie intéroceptive » , et je vous propose d'en reparler à la prochaine réunion des après-midis de la SFRP[2].

---

1   plate 11, figure 15, p 170-171 in   Craig A.D., How do you feel?: an interoceptive moment with your neurobiological self. Princeton University Press, 2015.

[2]   **Remarque post-colloque:** Cependant, l'accès à la cénesthésie qui constitue une phase « profonde » de la relaxation, à climat intéroceptif, succède à une phase plus directe et plus superficielle, « architectonique », avec laquelle elle s'interpénètre, basée sur la proprioception (cF les « strates » de la relaxation mises à jour par M.J. Hissard dans sa Relaxation Statico-dynamique (RSD)). Finalement, pour respecter cette réalité, et faire masse de cet ensemble de données, peut-être faut-il se centrer sur l' « intégration psychocorporelle », ce qui pourrait être acceptable pour la plupart des parties prenantes. Abandonnant la précision du registre sémantique purement scientifique en se libérant de son attache anatomique. Et l'on y rendrait cependant compte simultanément du travail créatif de construction dans la cure, et du soubassement organique décrit par la recherche scientifique. L'expression de « *pratiques d'intégration psychocorporelle thérapeutique*» démantèle l'écueil de l'observation dualiste. Et sa formulation dessine ses cibles privilégiées, telle que l'alexithymie chère à Y. Ranty.

Clôture du Colloque

Dr. Christophe PEUGNET

Chers Collègues,
Chers Participants,

Nous voici donc arrivés au terme de ce colloque, qui a été riche et brillant, en particulier dans sa dimension internationale, et je remercie nos collègues étrangers qui nous permettent d'observer comment continue à se penser et se pratiquer la relaxation au-delà de nos frontières. Je remercie également tous les intervenants et participants pour ces échanges qui alimentent en permanence la réflexion, ainsi bien sûr que tous les membres du comité d'organisation.

La SFRP a fêté ses trente ans. De profonds changements, touchant tous les registres de la vie, en particulier autour de la consommation, ont marqué ces trente années, et je commencerai par deux constats. Le premier est que dans notre monde de la rapidité et du rendement croissant, les Sociétés Savantes disparaissent progressivement, et les congrès sont désertés, à l'exception de ceux des grosses « machines de guerre » qui, simplifiant tout, nous poussent vers la pensée unique. Néanmoins, il reste des poches de résistance, comme aujourd'hui, où l'on continue à se questionner et à faire circuler la pensée. Le second constat est que dans notre société où le discours, souvent technocratique ou d'apparence bien-pensante, s'affranchit de plus en plus de la réalité, où la thérapie verbale, peut-être en corollaire, s'avère de plus en plus inefficace, la référence au corps ne fait que s'étendre. Bien que celle-ci soit essentiellement récupérée dans le cadre de démarches commerciales ou assimilables, elle ne peut que nous rappeler à quel point nos pratiques sont au cœur des propositions thérapeutiques actuelles, d'où l'intérêt d'avoir reposé leurs fondements à l'occasion de cet anniversaire.

Si nos recherches semblent s'inspirer de pratiques socioculturelles ancestrales, venant de différents horizons, remontant jusqu'à quatre siècles avant J.-C. si on fait référence à Patenjali, en Inde, pour le yoga, ou même vieilles de près de 2500 ans si on remonte au Zen, nous ne revendiquons pas une telle ancienneté. Toute étude sérieuse a montré que les pratiques sociales ne sont pas transmissibles d'une culture à une autre : elles sont en effet le résultat d'une construction lente et progressive à partir des éléments fondateurs d'un groupe social donné et de ses traditions. Dans le transfert, elles perdent alors tout leur sens, devenant des artefacts, aussi séduisants soient-ils, dont l'efficacité est superficielle voire artificielle. Aussi, la relaxation est-elle aujourd'hui une pratique tout à fait singulière, différente de ce qu'elle est ailleurs, ou de ce qu'elle a été avant, et dont les caractéristiques sont inhérentes à l'époque et au lieu. On voit bien l'évolution de nos théorisations et de nos pratiques au cours du dernier demi-siècle.

On peut avoir l'impression aujourd'hui d'être envahis par des propositions, ou simplement des noms, venant d'Orient ou d'ailleurs, porteur de la séduction des voyages et des vacances (et éventuellement de leurs bienfaits), et nous inquiétant dans leur superficialité. Mais le phénomène dont on voit l'aspect délétère est beaucoup plus marqué dans l'autre sens. En effet la culture occidentale est de plus en plus récupérée en Orient (mais aussi en Afrique ou en Amérique du Sud), tout autant porteuse d'illusions, source de pensées et de comportements construits, artificiels, désincarnés. Ceci participe, là-bas aussi, à la montée de la violence relationnelle et de l'individualisme douloureux. Aussi, pouvons-nous facilement éviter le discours plaintif réflexe « bien de chez nous », qui tendrait à dire que la culture du voisin est bien meilleure que la nôtre. L'ensemble des communications de ces deux jours montre bien que nous avons ici tous les moyens de développer des propositions thérapeutiques adaptées à la société moderne.

La recherche de bien-être, légitime, en particulier quand disparaît l'hygiène de vie, rentre dans le champ social et non dans le champ du soin, contrairement à ce que l'on voudrait nous faire croire, y compris en multipliant les pathologies (en particulier comportementales). En effet, une prise en charge thérapeutique répond à une défaillance propre de l'individu, et ne pourra jamais résoudre les agressions naturelles de son environnement. Même en termes de prévention, il y a une différence fondamentale entre la prophylaxie, qui fait référence à une maladie, et la sérénité, qui fait référence au bonheur de vivre.

Ainsi on retrouve la relaxation dans les activités proposées à la société de consommation, mais également aux patients dans les institutions modernes, associant des prestations de confort et de bien-être, dans l'idée d'une amélioration de la qualité des soins. On retrouve aussi la relaxation dans un nombre croissant de thérapies, se réclamant fréquemment d'un mélange de modernité et de pratiques ancestrales, inondant les espaces de soins et les médias, s'appuyant la plupart du temps sur des théorisations simplistes ou simplifiées, et le plus souvent réduites à une visée de meilleur contrôle émotionnel. On retrouve enfin la relaxation dans les démarches les plus psychothérapiques, elles de plus en plus rares, car ardues dans la formation comme dans l'exercice. Au total toutes ces pratiques ont leur utilité, et il est dommage que la « guerre des relaxations » amène progressivement à la disparition de certaines d'entre elles. Il est attristant (ou amusant) d'observer certains refuser l'appellation « relaxation » dans une peur imaginaire de perdre pouvoir et gains…

La relaxation a cette particularité qu'elle peut en effet s'inscrire dans tous les champs. Le terme peut donc paraître mal choisi, renvoyant même à la physique, aux mathématiques, ou au droit, et la Haute Autorité de Santé (HAS) lui a préféré « thérapies psycho-corporelles ». Mais on peut aussi penser que c'est là toute l'essence de la relaxation, qui permet au psychothérapeute prudent et compétent d'utiliser tout le champ du possible thérapeutique en fonction du patient qu'il accompagne et de son cheminement. Le terme de relaxation a également été maintenu en grande partie de part sa connotation rassurante et attirante, opportunité rare pour les actes thérapeutiques et le milieu de la santé en général.

La relaxation est la concentration de l'individu sur les états du corps, source d'une modification de ses tensions, concentration et tension impactant parallèlement, dans notre culture dualiste, la pensée, en provoquant un état modifié de conscience. Il n'est pas étonnant que les professionnels de santé formés à la psychothérapie s'y soient intéressés, psychothérapie au sens initial du terme, à savoir accompagnement d'un travail sur soi, se différenciant ainsi du soin, action d'un soignant sur un patient en vue de le guérir (au moins partiellement), action directe ou indirecte - quand le thérapeute indique ou discute avec le patient du chemin à suivre. Ainsi, au fil du temps, le terme thérapeutique ou psychothérapique s'est associé à celui de relaxation pour essayer de différencier ces espaces. Mais pour être thérapeutique ou psychothérapique, la relaxation doit s'appuyer sur l'ensemble de son corpus théorique, la définissant comme une prise en charge globale de l'individu dans sa souffrance, se suffisant à elle-même.

La relaxation peut se pratiquer seul ou en suivant un guide. On retrouve ce guide dans les différentes formes d'activités relaxantes se développant dans la société moderne, mais aussi dans la plupart des thérapies faisant référence à la relaxation, en particulier les techniques actuelles. Dans la relaxation psychothérapique, ce guide disparaît pour devenir un tiers amovible, et un garant du cadre psychothérapique, accompagnant le travail personnel, la méthode devenant un artifice qui permet de se retrouver seul avec soi-même. La relaxation renvoie à la réalité corporelle et non à la parole construite par la pensée (elle-même limitée par la censure). Elle est donc probablement le moyen le plus profond d'accès à son histoire complète, pour retrouver une cohérence interne en questionnant inconsciemment les fausses croyances accumulées.

La spécificité de l'induction en relaxation est qu'elle renvoie au relâchement, c'est-à-dire au tonus, ainsi qu'aux sensations, c'est-à-dire à l'origine des émotions. Que ce soit une action thérapeutique ou un accompagnement psychothérapique, ils recherchent pour le patient une reconstruction, une réparation, qui s'installe en-deçà de la pensée et de l'intellectualisation. C'est la compréhension du fonctionnement de ces éléments dans l'unité somato-psychique qui donne au relaxateur la réflexion sur laquelle il installera la relation thérapeutique, définissant ainsi sa compétence professionnelle.

Il me semble finalement que c'est bien ce professionnalisme, observé au cours de ces deux journées, qui permet à la relaxation d'être toujours là au bout d'un demi-siècle, présente dans des espaces de plus en plus nombreux, bien que malmenée par la déprofessionnalisation généralisée, en continuant à défendre au fil des ans l'essence même de l'homme et de sa santé : la réalité corporelle.

Je vous remercie.

Méditation somatosensorielle

Prof. Dr. Luis de Rivera

Résumé : *il s'agit ici du Chapitre VII de l'ouvrage « Autogenics 3.0 »* [1] [2]

La pratique autogène de base débute par la prise de contact avec votre corps, par la méditation somatosensorielle. « Somatosensoriel » signifie percevoir l'activité de votre corps. Il n'y est pas question d'imaginer ou de mémoriser certaines parties du corps, mais d'entrer en contact direct avec l'expérience des sensations autogènes physiques. Les voies sensorielles qu'emprunte la focalisation de l'attention sont la proprioception et l'intéroception. L'expérience directe du corps conduit à la connaissance et à l'acceptation de votre «self» physique, ce qui est le premier pas vers la connaissance et l'acceptation de votre « self » global. La concentration passive sur les sensations physiques autogènes est toujours appliquée comme concentration divisée, ce qui signifie que vous combinez le contact mental (la conscience des sensations provenant d'une partie du corps) avec la formule autogène (la verbalisation mentale de l'expérience sensorielle).
Il y a dix exercices somato-sensoriels :
1. Perception de la masse = pesanteur dans les extrémités
2. Thermogénèse dans les extrémités
3. Thermogénèse dans le cou et les épaules
4. Thermogénèse dans la gorge
5. Thermogénèse dans la poitrine
6. Perception du cœur = rythme du cœur
7. Thermogénèse dans le haut abdomen
8. Thermogénèse dans le bas abdomen
9. Contact du front avec l'air
10. Conscience de ventilation = respiration autogène

---

[1] *Autogenics 3.0: The New Way to Mindfulness and Meditation, 2nd Edition , 2017,CreateSpace Independent Publishing Platform*
 & Autogenics 3.0: La nueva via al Mindfulness y la Meditación, 2018, primera edición española, CreateSpace Independent Publishing Platform

[2] *Publié avec l'aimable autorisation de l'Auteur; la traduction est du Dr. Frank Suzzoni; à l'heure où nous mettons sous presse, nous apprenons qu'une traduction complète en langue française de l'ouvrage est en cours sous la diligence d'un groupe de Montréal.*

1. L'expérience de la masse du corps

Sauf à être gaucher, commencez cet exercice en établissant un contact mental avec votre bras droit. Si vous êtes gaucher, suivez les mêmes instructions en remplaçant simplement le mot « droit » par le mot « gauche ».

Nous utilisons ici le bras droit pour plusieurs raisons, et particulièrement parce que sa relation au cerveau est le plus souvent très aisée. C'est ainsi la partie du corps la plus immédiate pour débuter l'expérience du contact mental. Une fois que vous êtes bien installé dans votre position d'exercice (première étape), fermez vos yeux et restez sans rien faire. Prenez quelques secondes pour installer votre esprit dans l'« attitude d'acceptation passive » (deuxième étape). Puis observez la sensation de votre bras droit. Il y a de nombreuses fibres nerveuses qui rejoignent le cerveau depuis chaque petite cellule, ce qui rend facile la réception de cette information. Vous n'avez besoin de rien faire d'autre que de vous laisser ressentir toutes les sensations en provenance de votre bras. Vous devriez sentir la nature massive, solide, dense, robuste, de votre bras droit. C'est cela être en contact mental avec votre bras droit. Si la masse de votre bras vous paraissait être une chose un peu étrange, vous pourriez être aidé par une propriété élémentaire de la masse: son poids.

Venant de l'ancien français, l'expression « avoir du poids » était appliquée à des marchandises dont le prix était établi non pas à partir du volume, comme le lait, ni du nombre, comme les œufs, mais selon le poids, comme les pommes de terre.

La notion de poids est intéressante. Elle réfère à la force d'attraction entre deux masses, à la bien connue Loi de la gravitation de Newton. La perception subjective du poids révèle votre aptitude à percevoir la force de la gravité en action. Votre bras vous paraîtrait lourd également si vous étiez sur la lune, quoiqu'à un moindre degré, car la masse de la lune est plus faible, et donc sa force d'attraction moindre. Je m'interroge sur le résultat de cet exercice dans une zone d'apesanteur dans l'espace ; la réponse à cette question pourrait être apportée par les astronautes de la NASA qui pratiquent l'entraînement autogène.

Ne vous concentrez pas sur l'idée du bras, ni n'essayez de le visualiser, ni quoi que ce soit de similaire. Dépassez le concept de « bras », entrez dans l'expérience réelle du bras. C'est cela, le contact mental avec le bras. Dans le même temps, répétez au fond de vous les mots : « mon bras droit est lourd »- ce qui est vrai. En même temps que vous vous concentrez sur le bien-fondé de ces mots, vous percevez le poids du bras. De cette manière, vous joignez les mots à l'expérience concrète. Cela est la concentration duelle, c'est la voie autogène qui entraîne le cerveau à établir des connections inter-hémisphériques.

Souvenez-vous qu'il s'agit de concentration passive, cela n'a pas d'importance si votre bras n'est pas aussi lourd qu'attendu, ou s'il vous paraît trop lourd, ou impatient, ou quoi que ce soit d'autre, mais surtout, pesez les sensations que vous percevez. La concentration passive signifie que vous vous concentrez sur quelque chose dont vous connaissez la justesse, sans que le résultat réel de votre perception ne vous trouble. Acceptez de ressentir tout ce qui advient, comme si c'était ce que vous attendiez, cela est la concentration passive. Si vous attendiez ou recherchiez la précision dans le résultat, il s'agirait alors d'une concentration active sur cette particularité, comportant la vérification de son obtention. Cette opération est appropriée pour la plupart des activités de l'existence, mais elle est hors-sujet pour la pratique méditative. Le piège que constituent les efforts actifs produits pour se forcer à obtenir une sensation de pesanteur était connu dans l'Autogenics 1.0. Luthe avait décompté 10% de stagiaires n'obtenant jamais la sensation de poids, même lorsque les indices physiologiques de l'état autogène - réduction de la conductance cutanée, abaissement du rythme pulsatile, et décroissance du tonus musculaire - étaient pleinement présents.

Si vous y réfléchissez plus précisément, l'attention naturelle est appropriée à la détection de changements, mais n'est pas aussi bonne pour prendre conscience d'une information qui est stable en continu. C'est pourquoi vous ressentirez rapidement le poids d'un morceau de plomb appendu à votre bras, tandis que cela demande quelque entraînement pour devenir conscient de votre perception inconsciente du poids fixe que vous sentez en permanence sans le remarquer.

Cela peut prendre d'une seule séance à plusieurs jours pour s'habituer au contact mental avec le bras droit.

Au début, le temps de concentration ne doit pas dépasser dix minutes, sinon moins. La maîtrise de l'Autogenics ne s'acquiert pas par un sur-effort au cours d'une séance ponctuelle, mais par la répétition régulière de courts exercices bien réalisés. La fréquence de l'entraînement importe plus que la durée de chaque séance. Le programme habituel de pratique est de trois fois par jour, en augmentant petit à petit la durée de chaque séance jusqu'à vingt minutes. La fréquence de l'entraînement importe plus que la durée de chaque séance.

Une fois que vous sentez assurée la pesanteur du bras droit, vous commutez votre attention vers le bras gauche.

Rappelez vous qu'il s'agit de concentration passive, ce qui signifie que vous vous concentrez sur quelque chose qui est vrai, mais que vous n'attendez pas, que vous n'exigez pas, où vous ne tentez pas de provoquer un résultat défini. Si vous sentez que la pesanteur du bras droit persiste alors que vous entrez en contact mental avec le bras gauche, cela n'a pas d'importance. Le changement de contact mental, en particulier au début de l'entraînement apparaît souvent comme le décollement et le déplacement de quelque chose de visqueux d'un bras vers l'autre. Ce n'est que très rarement instantané, comme le ferait un commutateur « marche-arrêt ». En déplaçant l'attention d'un bras à l'autre, vous changez de manière appropriée la formule en : « mon bras gauche est lourd ».

Un temps plus tard, lorsque vous sentez également chaque bras, c'est le moment de passer à l'étape suivante, étendre le contact mental aux deux bras et répéter la nouvelle formule correspondante : « mes bras sont lourds ». Prenez le temps de vous sentir sûr de chaque étape, sans précipiter, cela peut nécessiter d'un essai à quelques jours de répétition. Cela n'a pas vraiment d'importance; ce qui compte est d'être à l'aise dans l'habitude.

Puis vous laissez les bras comme ils sont, et vous transférez votre attention à la jambe droite, depuis la hanche jusqu'à l'extrémité des orteils. Le contact mental avec la jambe est habituellement un peu moins intense qu'avec les bras, mais cela n'a pas d'importance ; restez dans l'acceptation passive et appliquez la concentration passive sur la masse et sur le poids de la jambe droite, en couplant la répétition mentale de la formule correspondante : « ma jambe droite est lourde ».

Dès que vous vous sentez assuré dans cette nouvelle étape, vous pouvez continuer avec la jambe gauche et, après un temps, amplifier votre concentration sur les deux jambes, comme vous l'avez fait avec les bras. A chaque étape, vous couplez le contact mental avec la formule correspondante : « ma jambe gauche est lourde », puis « mes jambes sont lourdes ». Finalement, vous étendez votre conscience aux bras et aux jambes, et vous accouplez le contact mental avec la nouvelle formule correspondante : « mes bras et jambes sont lourds ».

L'ensemble de la séquence - « mon bras droit est lourd », « mon bras gauche est lourd », « mes bras sont lourds », « ma jambe droite est lourde », « ma jambe gauche est lourde », « mes jambes sont lourdes », « mes bras et jambes sont lourds » - prendra un maximum d'une vingtaine de minutes. N'utilisez pas de réveil ni ne demandez qu'on vous prévienne au bout de ce temps. Mesurez la durée des vingt minutes par votre intuition ; vous serez surpris de la précision de votre mesure avec la pratique, cela indique que vous avez trouvé votre horloge interne. Pratiquez trois fois par jour, vingt minutes à chaque fois, au moins pendant une semaine avant de passer au second exercice. Ne surpassez pas cette durée, même si vous vous trouvez très à l'aise, et que vous auriez aimé prolonger. A l'inverse, si vous trouvez que vingt minutes sont trop, vous pouvez réduire. Restez au moins dix minutes.

Après avoir pratiqué le contact avec la sensation du poids pendant au moins une semaine, nous pouvons dire que vous êtes pleinement conscient de votre réalité physique concernant la perception de l'influence réciproque entre masse de votre corps et masse terrestre. Vous avez aussi déplacé votre attention d'un membre à un autre, puis l'avez étendue, pour englober plusieurs membres. Ceci indique que vous être propriétaire de votre attention, que vous ne laissez pas celle-ci être captée par un quelconque évènement imprévu. Vous êtes maintenant paré pour le deuxième palier de la conscience du corps : la perception de la thermogénèse.

2. L'expérience de la thermogénèse des extrémités

Comme vous le savez, votre corps cherche à maintenir sa température interne autour de 36,5°C. C'est un processus actif appelé thermogénèse (du grec « θερμός », thermos, et du latin « genesis »). La thermogénèse réclame un combustible pour produire l'énergie nécessaire. A la différence d'autres fonctions corporelles, la thermogénèse n'est pas due à un organe unique, mais se produit dans chacune des cellules de votre corps. Ce que nous possédons, c'est un thermostat central, localisé dans l'hypothalamus, qui active ou désactive les processus corporels de production de chaleur. Le point de réglage de l'hypothalamus peut varier sous certaines conditions, comme lorsque la lutte contre une infection microbienne réclame une activité métabolique accrue pour actionner les défenses. (Il existe une maladie rare, l'hyperthermie maligne en relation avec des lésions de l'hypothalamus ; d'autre part, une carence alimentaire telle que la malnutrition sévère peut engendrer un refroidissement pour économiser de l'énergie). Dans les temps qui ont précédé la généralisation du chauffage, les gens devaient manger plus abondamment en hiver qu'en été, pour disposer de combustible corporel supplémentaire. L'exercice physique augmente le métabolisme musculaire, et ainsi augmente la chaleur du corps.

La thermogénèse est un signe de vie. Les cadavres sont froids parce qu'ils n'accomplissent plus cette fonction; ils conservent les propriétés de masse et de poids, comme n'importe quel objet inanimé, mais ne sont pas vivants. La régulation de la thermogénèse est facile, lorsque la température extérieure se situe autour de 22°C, et devient de plus en plus difficile au fur et à mesure que la température décroît. Les doigts, le nez, et les oreilles sont des parties du corps dispendieuses en comparaison des organes internes, (cœur, poumons, foie, reins, cerveau). Diminuer l'apport sanguin à la surface du corps permet de limiter la perte de chaleur, et de maintenir la température intérieure presque constante. Lorsque la température interne baisse au dessous de 35°C, nous entrons dans une situation dangereuse, dénommée hypothermie, qui pourrait conduire à la mort, si le corps ne parvenait à produire de la chaleur plus vite qu'il n'en perd.

La disparité de nature entre température interne et température superficielle a des conséquences de portée majeure dans cet entraînement.

Les capteurs spécialisés de la peau réagissent à la différence entre votre température corporelle et la température extérieure et sont à l'origine des sensations de froid et de chaud. Ils sont en activité continuelle, et ainsi votre attention est en permanence attirée par les fréquents changements de température ambiante. D'autres capteurs, disséminés dans le tissu conjonctif, sont spécialisés dans la perception des changements de température interne. Comme cette température est assez constante, ce n'est que dans de rares occasions que vous percevez leur fonction, comme lorsque vous avez de la fièvre, ou si vous approchez d'un état d'hypothermie.

Le but du second exercice autogène est de vous entraîner à percevoir la thermogénèse en développant votre sensibilité aux récepteurs de la température interne, et en ne tenant pas compte des informations fournies par les récepteurs thermiques de la surface du corps.

Avant d'entrer dans le second exercice, vous devez maîtriser le premier. Il doit vous paraître facile de transférer votre attention du bras droit au bras gauche, puis de l'étendre aux deux bras, puis à la déplacer à la jambe droite, et ensuite à la jambe gauche, puis de l'étendre aux deux jambes, et finalement de l'étendre aux bras et aux jambes. Après avoir réalisé cela trois fois par jour pendant au moins une semaine, vous pouvez maintenant facilement sentir la masse et le poids des bras et des jambes. Si vous n'y parvenez pas, continuez la pratique jusqu'à vous en sentir sûr, il n'y a pas urgence.

Pour débuter le second exercice, vous vous installez dans la position d'entraînement et dans l'état mental adéquat, comme dans le premier exercice. Puis vous commencez avec la dernière étape du premier exercice, « mes bras et jambes sont lourds » ; omettez la routine habituelle de déplacer l'attention d'un membre à l'autre. Si vous trouvez cela difficile, vous pouvez reprendre la routine entière, mais entraînez vous à commencer directement par la dernière étape de l'exercice du poids ; sinon l'ensemble demanderait beaucoup de temps.

Après avoir réalisé le contact mental avec le poids des bras et jambes, ramenez votre attention vers le bras droit et acceptez la sensation de chaleur qui en vient, depuis l'intérieur vers l'extérieur. Il ne s'agit pas d'imaginer la chaleur, mais de permettre à la sensation de cette chaleur qui est déjà là de se manifester. C'est dans la nature même du bras que d'être chaud, du fait du pouvoir de thermogénèse de toutes ses cellules. Vous sentez cette chaleur interne en permanence, simplement vous n'en êtes pas habituellement conscient.

Ne vous intéressez pas à la surface du bras et de la main. Vous entrez en contact avec les récepteurs internes de la chaleur, et vous percevez la température interne du bras, qui doit être d'environ 36°5 C.

Nous dénommons cette propriété « mon bras droit est chaud », expression qui résume toute l'expérience vitale de la thermogénèse. Nous pourrions dire : « C'est dans la nature des cellules vivantes de mon bras droit d'entretenir un processus métabolique actif qui produit une température d'environ 36°5 C en permanence », cependant cela serait bien trop long, ce pourquoi nous le résumons en « mon bras droit est chaud ».

Remarquez que vous n'êtes pas en train d'ordonner à votre bras de s'échauffer, ni de vous imaginer la sensation de chaleur. Vous êtes seulement en train mettre en mots une réelle expérience vitale : le bras droit produit de la chaleur, et votre cerveau en reçoit continuellement l'information, même si habituellement vous n'en êtes pas conscient.

Selon les conditions extérieures, il se peut que les récepteurs de surface perçoivent du froid, en particulier pour les parties découvertes, mais maintenant cela n'a pas d'importance pour vous (vous appliquez l'acceptation passive). La tâche, c'est de se concentrer sur une chose qui est un fait: le bras droit produit de la chaleur, de l'intérieur vers l'extérieur, et continuera ainsi, que vous en ayez ou non connaissance.

Ne pratiquez pas la concentration trop longtemps. Cinq à dix minutes suffiront, puis répétez la même routine pendant quelques jours, jusqu'à vous sentir sûr de ce que la concentration duelle fonctionne bien. Après quelque pratique avec le bras droit, vous pouvez transférer votre attention vers le bras gauche, en faisant correspondre la formule : « mon bras gauche est chaud ». Comme cela vous est advenu pour le poids, vous pourrez bientôt étendre la conscience aux deux bras, couplant le contact mental à la thermogénèse avec la formule « mes bras sont chauds ». Après quelques jours, vous ajouterez le contact mental avec la jambe droite, et répéterez mentalement la formule correspondante, « ma jambe droite est chaude ». Poursuivez avec la jambe gauche, « ma jambe gauche est chaude, puis élargissez aux deux jambes, « mes jambes sont chaudes ». Finalement, « mes bras et jambes sont chauds ». Assurez-vous de maintenir la concentration duelle, c'est-à-dire le contact mental et, simultanément, la répétition mentale de la formule correspondante.

3. L'expérience de la thermogénèse dans le cou et les épaules

Cet exercice est une modification de l'un des exercices optionnels de l'Autogenics 1.0. Il est inclus comme exercice standard dans l'Autogenics 3.0 parce que beaucoup de ceux qui apprennent la méthode trouvent insuffisant un entraînement limité à la perception de la thermogénèse des bras et des jambes. En effet, la perception des récepteurs internes est plus difficile et prend plus de temps que l'ancien entraînement sur la circulation superficielle, c'est pourquoi il est utile de compléter la série des exercices. La concentration sur la thermogénèse du cou et des épaules amplifie l'expérience de la thermogénèse, et augmente la relaxation musculaire ; c'est particulièrement utile pour les personnes qui présentent une tension chronique dans les muscles du cou.

Dans ce troisième exercice, vous entrez en contact mental avec la région entre muscles à l'arrière du cou et épaules. La verbalisation mentale correspondante (formule autogène) est : « (Mes) cou et épaules sont chauds ».

Avant de commencer cet exercice, vous devez être à l'aise avec les deux précédents, et parvenir à vous installer d'emblée dans l'expérience de poids puis de chaleur des quatre membres simultanément. Cela demande habituellement deux semaines, une par exercice, pour parvenir à ce point, mais ceci n'est qu'une estimation. Pour certaines personnes, cela peut nécessiter plus de temps. Si vous pensez que vous n'avez pas besoin d'autant, assurez-vous que vous n'êtes pas dans la précipitation. Il n'y a aucun avantage à sauter les étapes.

Quand vous êtes prêt, placez-vous comme d'habitude dans la posture de l'entraînement, puis dans l'attitude d'acceptation mentale, distribuez votre attention aux bras et aux jambes, prenez contact avec l'expérience de la masse et du poids, et répétez mentalement la formule « mes bras et jambes sont lourds ». Après quelques minutes, en gardant le contact mental avec bras et jambes, passez à la perception de la chaleur interne, répétant la formule « mes bras et jambes sont chauds ». Après quelques minutes, déplacez votre attention au cou et aux épaules, et ressentez-y la chaleur qui s'y produit, de l'intérieur vers l'extérieur. Cette expérience se dénomme « (mes) cou et épaules sont chauds ». Répétez cette formule mentalement, accompagnant le contact mental direct avec la chaleur du cou et des épaules. Après quelques jours, vous serez prêt à passer à l'exercice suivant.

4. L'expérience de la chaleur de la gorge

Après avoir perçu la chaleur dans le cou et les épaules, laissez votre attention pénétrer vers l'avant dans l'épaisseur du cou, et sentez la chaleur produite dans la gorge. Dans cet exercice, vous entrez en contact mental avec toute la région qui s'étend depuis l'arrière-nez, jusqu'à la partie supérieure de la poitrine : pharynx, œsophage, thyroïde, et tous les muscles alentour. Nous simplifions l'appellation de toute cette zone par « gorge », et nous appliquons la formule : « ma gorge est chaude ». Pratiquez pendant quelques jours, trois fois par jour, avant de passer à l'étape suivante. La chaleur est facile à percevoir dans la gorge, probablement parce que le contact mental avec les récepteurs de la température interne y est déjà bien éveillé par l'expérience récurrente de l'ingestion des aliments et des liquides chauds et froids.

5. L'expérience de la chaleur dans la poitrine

Après l'exercice de la gorge vient naturellement s'ajouter une autre nouveauté de l'Autogenics 3.0. Laissez la gorge comme elle est ; étendez votre concentration vers le bas, dans la poitrine, dans toute son épaisseur solide, d'un côté à l'autre, du sternum à la colonne vertébrale, et depuis la gorge jusqu'au diaphragme. Sentez la chaleur produite à l'intérieur de votre poitrine, et en même temps répétez mentalement la nouvelle formule, « ma poitrine est chaude » (ou, si vous préférez, « mon thorax est chaud »). Cet exercice conduit très souvent à la perception spontanée des mouvements du cœur, que nous acceptons passivement en attendant d'arriver à l'étape suivante. Comme toujours, pratiquez quelques jours, trois fois par jour, avant de passer à l'exercice suivant.

6. L'expérience du cœur

Lorsque vous observez la chaleur produite à l'intérieur de votre poitrine, il se peut que vous perceviez le battement ininterrompu de votre cœur. C'est dans la nature du cœur de se maintenir dans un mouvement continu et répétitif de contraction et de dilatation, de manière à maintenir la circulation du sang dans tout le corps. C'est bien que vous

vous sentiez reconnaissant pour cet effort permanent de votre cœur. Normalement, vous sentez votre cœur uniquement en cas de stress, ou d'effort physique important, comme la course. Pourtant, le cœur est actif tout le temps, même si vous ne le sentez pas. Le contact mental avec la chaleur produite dans la poitrine conduit naturellement à percevoir des mouvements du cœur, y compris quand ils sont lents et tranquilles comme dans l'état autogène. Arrivé à ce point, vous allez pouvoir passer au sixième exercice, l'expérience du cœur.

Dans les versions précédentes de l'Autogenics, l'exercice du cœur venait juste après la concentration sur la chaleur interne des bras et des jambes, et nombre de personnes percevaient difficilement le cœur. De même que pour percevoir le poids dans l'Autogenics 1.0, on avait aussi inventé des procédés pour faciliter la perception du battement cardiaque au repos, mais nous savons aujourd'hui que ce n'est pas utile. Très peu de personnes relèvent encore une telle difficulté depuis l'introduction de l'exercice de la thermogénèse du thorax, qui permet que le développement du contact mental de toute cette région se déroule avec plus de facilité, et les mouvements du cœur deviennent évidents.

Lorsque vous percevez le cœur, concentrez votre attention sur deux propriétés clairement apparentes : l'une est que le cœur est calme lorsque vous n'êtes pas stressé ni en effort physique. L'autre est que le cœur bouge et continue à se mouvoir, que sa nature est continuité de mouvement. La formule autogène d'accompagnement, « mon cœur va calme et naturel » est une formule aisée pour décrire l'expérience de votre cœur sans aucune connotation de gêne. « Va » est préférable à « bat », parce que certains associent « battre » à des expériences désagréables, comme les palpitations. Pour une concentration duelle véritablement pure, la formule peut être réduite à « mon cœur va naturel ». Cette formule réduite verbalise l'expérience de la concentration passive sur le mouvement naturel continu du cœur, sans aucune autre connotation.

7. L'expérience de la thermogénèse abdominale supérieure

Quand vous êtes satisfait de la concentration sur le mouvement du cœur, retournez à la perception de la chaleur dans la poitrine, et abaissez votre attention vers la partie haute de l'abdomen. Si vous connaissez l'anatomie, vous devriez vous souvenir que dans cet espace sous le diaphragme et au dessus de l'ombilic, abrite l'estomac et d'autres organes importants comme la rate, le pancréas, et le foie. Mais il n'est pas nécessaire de savoir tout cela ; ne tentez pas de vous souvenir ni d'imaginer ce qui se trouve dans la partie haute de l'abdomen, simplement déplacez votre attention depuis l'intérieur de la poitrine jusqu'ici, et laissez vous sentir la chaleur produite dans la partie supérieure de votre ventre. L'expression « région diaphragmatique qui nomme cette zone n'est pas d'usage courant, et vous préfèrerez peut-être la désigner par « estomac », ce qui est convenable ; la formule correspondante est alors « mon estomac est chaud », ou « mon abdomen supérieur est chaud », comme vous préférez.

Dans des versions précédentes d'Autogenics, on soulignait la localisation sur le plexus solaire, un carrefour nerveux remarquable de cette région abdominale supérieure. C'est très bien si vous avez cette perception ; vous pouvez alors placer votre contact mental sur le plexus solaire, et répéter l'ancienne formule (Autogenics 2.0 et 1.0), « mon plexus solaire est chaud », et étendre votre conscience à toute la zone environnante. Quand vous vous sentez sûr de votre concentration sur la région abdominale haute, ce qui peut survenir en général entre quelques jours et une semaine, vous pouvez continuer vers l'étape suivante.

8. L'expérience de la thermogénèse dans l'abdomen inférieur

Déplacez votre attention vers le bas, vers la région abdominale inférieure. Ici, dans l'espace entre nombril et pelvis, vous vous concentrez sur la sensation de chaleur depuis l'intérieur vers l'extérieur, en couplant le contact mental avec la formule : « le bas de mon ventre est chaud ». Si un point profond se détache sur l'ensemble de la perception, vous êtes peut-être entré en contact avec le Hara de la tradition Japonaise Zen. Vous pouvez trouver que ce point attire votre attention, c'est bien, continuez de toutes façons à étendre celle-ci à toute la région basse du ventre.

Vous pratiquez la méditation intéroceptive par la concentration duelle, ce qui est le contact mental entre la chaleur produite dans le bas du ventre et la phrase qui décrit ce qui se déroule. Ne confondez pas cela avec un « body scan » imaginatif, ni avec quelque forme de visualisation imagée de l'intérieur de votre corps. Ne cherchez pas de raccourci, soyez assuré, ce que vous percevez est la chaleur intérieure qui est présente en permanence, il s'agit simplement de la reconnaître au lieu de la percevoir inconsciemment sans la remarquer. Il est ici question de l'entraînement de l'attention à ce qui peut être perçu, il n'est pas question d'imagination ni de volonté.

9. L'expérience de la température du front

Vous avez jusqu'à présent déplacé votre attention d'un partie du corps à une autre. Vous avez entraîné votre attention à être transférée sur commande d'un endroit à un autre, comme vous auriez déplacé votre index. Maintenant, dans la pratique finale du contact mental vous allez déplacer votre attention depuis la profondeur de votre ventre jusqu'à la surface de votre front, dans la zone où la peau est en contact avec l'air environnant. Si vous êtes en zone tempérée, et non pas sous les tropiques, il est probable que la température de l'air soit entre 16°C et 22 °C, ce qui représente une différence de douze à vingt degrés avec la température interne, à votre front. C'est une grande différence que nous percevons par : « mon front est frais ». Vous êtes passé du contact mental avec les récepteurs de la température interne du de la masse du corps, au contact mental avec les récepteurs superficiels de la peau du front.

La série des exercices de contact mental se termine avec cette concentration sur la température de la peau du front. Il s'agit comme toujours de concentration passive ; vous sentez le contact de l'air extérieur avec la peau du front, plus fraîche que l'intérieur de la région frontale, et vous acceptez ce qui se présente.

11. L'expérience de la respiration

Quand vous respirez, sauf à être enfermé dans une pièce hermétique, l'air que vous inspirez provient des confins les plus éloignés de l'univers, et vous l'expirez ensuite jusques à d'infinies distances. Vous partagez votre air avec tous les êtres vivants, y compris les plantes. Parvenu à l'intérieur de votre corps, l'air qui a pénétré jusque dans la plus petite de vos cellules retourne ensuite à l'univers. Vous pouvez vous rendre compte de la participation de tout l'univers à votre respiration, et de ce que votre respiration est une partie d'un processus qui concerne tous les êtres vivants.

Nous ne savons ni qui, ni quoi serait en charge de ce déroulement, peut-être s'entretient-il de lui-même. Quoi qu'il en soit, nous nous concentrerons sur ce processus de la respiration, sans contact mental avec une quelconque région particulière du corps. Seul exercice autogène sans contact mental, il est placé à la fin de la série d'exercices somatosensoriels pour cette raison.

En accord avec le principe de la concentration duelle, la phrase nécessaire pour pointer cette expérience vitale pourrait être : « le processus universel du transport de l'air au dedans et au dehors des êtres vivants s'occupe de ma respiration sans qu'aucune intervention ne soit nécessaire de ma part ». Cependant, comme cette expression est peu

commode, vous pouvez la remplacer par la courte formule « ça me respire », où le pronom impersonnel « ça » figure le principe universel de la
respiration, et où « me respire » condense le sens de «(…) s'occupe de ma
respiration sans qu'aucune intervention ne soit nécessaire de ma part ».

Souvenez-vous, il n'y a pas de contact mental. Ne vérifiez pas si
l'air emprunte votre nez, ni ce que font les côtes ni le diaphragme. Per-
mettez simplement au processus respiratoire de s'occuper de lui-même,
sans interférer sur lui. Bien sûr pourriez-vous décider à chaque instant
de prendre le contrôle de votre respiration, mais à quoi bon ? Laissez
simplement la respiration se produire d'elle-même, laissez l'air rejoindre
la plus petite de vos cellules, depuis le grand univers. Maintenez votre
concentration sur votre expérience respiratoire. Elle résulte du principe
universel qui vous fait respirer. Ce même principe qui existait depuis
longtemps avant la naissance de vos ancêtres, qui supporte la respiration de tous les êtres vivants, et qui vous a aéré depuis votre naissance.
Si vous aviez quelque difficulté, remémorez-vous le concept d' « acceptation passive » (décrit en particulier aux chapitres IV et VI), et laissez
votre respiration se rythmer par son principe universel.

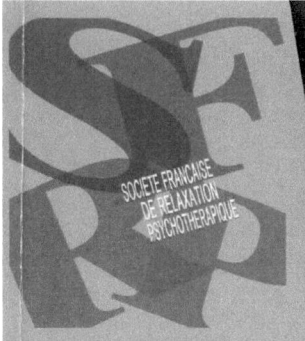

14ᵉᵐᵉ COLLOQUE INTERNATIONAL DE LA SFRP

La relaxation :

une thérapie de l'espace sensoriel et tonique

SOCIÉTÉ FRANÇAISE
DE RELAXATION
PSYCHOTHÉRAPIQUE

VENDREDI 5
& SAMEDI 6
OCTOBRE
2018

• • • • • • • • • • • • • • • •

CENTRE RAVEL
6 av. Maurice RAVEL
75012 PARIS

Contact
colloque.sfrp.paris@gmail.com

Informations & inscriptions
www.relaxationpsychotherapique.com

La **SFRP**
profitera de
cet évènement
pour célébrer ses

30ANS

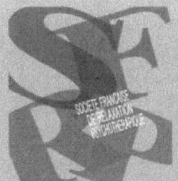

PROGRAMME

-- **VENDREDI 5 OCTOBRE 2018**

8 h 30 - 9 h : Accueil

9 h - 9 h 15 : Ouverture du Colloque - Dr Christophe Peugnet (président de la SFRP)

9 h 15 - 9 h 45 : Conférences
   1- La domestication du corps, Dr Dominique Wintrebert, psychiatre, psychanaliste
   2- Induction et sensation , Gérard Thouraille, philosophe, relaxateur

10 h 30 - 12 h 00 : Conférences
   1- Un seul être vous manque... Arnaud Delage, psychiatre
   2 - « Je suis un pré-adolescent connecté », Christophe Peugnet, pédopsychiatre

13 h 45 - 15 h 00 : Conférences
   1- Se sentir et découvrir son tonus après un traumatisme...Aurore Juillard, psychomotricienne
   2 - La relaxation comme apport thérapeutique dans les traitements anticancéreux,
      Catherine Hurel-Gillier, Emilie Charles, médecin sexologue, infirmière, relaxateur

15 h 15 - 17 h 15 : ATELIERS PRATIQUES
   - relaxation à inductions variables (RIV) Jacques Darquey, psychiatre
   - Les prises en charge basées sur l'observation de la sensation et du tonus, Frank Suzzoni, médecin
   - training autogène progressif (TAP) Catherine Mousnier, psychiatre
   - training autogène progressif (TAP) Catherine Mousnier psychiatre
   - relaxation statico-dynamique (RSD) Isabelle Charent, médecin
   - relaxation statico-dynamique (RSD) Isabelle Charent, médecin

17 h 15 - 17 h 30 : lecture de textes de Guillaume ApollinaireDr Jacques Darquey, psychiatre

17 h 30 - 18 h : réunion des Associations Correspondantes et de l'ISATAP

20 h : Dîner du Colloque

-- **SAMEDI 6 OCTOBRE 2018**

9 h - 10 h 15 : Conférences
- Sensations et images autogènes primordiales, Walter Orru, psychiatre
- La proprioception corporelle comme spécificité de l'état autogène dans la perspective de la
pleine conscience Luciano Palladino, psychologue, psychothérapeute

10 h 30 - 12 h 45 : Conférences
- Une perspective psychothérapique, Carmine Grimaldi, médecin, psychothérapeute,
- Psychothérapie dans l'eau chaude : Willem VAN LYNDEN, psycho-sociologue
- Douleurs chroniques et auto-relaxation Jean-Christophe MANDON, psychiatre

14 h 30 - 15 h 45 : Conférences
- Méditation somatosensorielle Luis De Rivera, psychiatre
- Des perceptions à la rencontre de l'ineffable, Annie Thomasson relaxateur, psychothérapeute

16 h - 17 h : TABLE RONDE - Dr Philippe Nubukpo, Dr C. Peugnet, Dr F. Suzzoni, Dr A. Delage
Comment la question des sensations et du tonus en relaxation revient dans l'actualité de la SFRP
30 ans après sa création ? Faut-il renommer la relaxation ? Dr Philippe Nubukpo, psychiatre,
professeur des universités

17 h 00 - 17 h 30 : Clôture du Colloque - Dr C. Peugnet - Mme A. Juillard

Table des matières

Ouvrages en relation avec les activités de la SFRP et de ses membres

LE TRAINING AUTOGENE PROGRESSIF : une relaxation psychothéra-
pique.
Yves RANTY
Presses universitaires de France, 1990 338 p. ISBN 2-13-043272-7

LA RELAXATION DE L'ENFANT, Henry Wintrebert
Edité par Yves RANTY,
assisté d'Eliane CASANOVA et Frank SUZZONI
2003, L'Harmattan , 282 pages
ISBN : 2-7475-4431-1

LE CORPS EN PSYCHOTHERAPIE DE RELAXATION
De la sensation à la pensée
Yves RANTY
2001, L'Harmattan, 290 p.
ISBN : 2-7475-1080-8 • 2001

LES SOMATISATIONS
Yves RANTY
2004, L'Harmattan, 300 p.
ISBN : 2-7384-2143-1

LA RELAXATION, UNE PSYCHOTHÉRAPIE D'AVENIR
Dépasser les dualismes psychothérapiques
Sous la direction de Yves Ranty
2009, L'Harmattan,332 p

RENAISSANCE DE LA RELAXATION DANS LE DISPOSITIF DES PSY-
CHOTHÉRAPIES
Rites, Cultures et Relaxations
Sous la direction de Philippe Nubukpo et Christophe Peugnet
2016, L'Harmattan, 242 p.
ISBN : 978-2-917714-06-5

URGENCE ET RELAXATION
Comment la relaxation thérapeutique peut-elle répondre à la pression
d'une demande urgente ?
13ème Colloque de la SFRP; Sous la direction de Christophe Peugnet,
Philippe Nubukpo, Frank Suzzoni et Aurore Juillard

2017, Penta Editions, ISBN : 978-2-917714-20-1

LES RELAXATIONS THÉRAPEUTIQUES AUJOURD'HUI Vol. 1
Hissard M. J.
1988, L'Harmattan, 418p
ISBN : 2-7384-0182-1

LES RELAXATIONS THÉRAPEUTIQUES AUJOURD'HUI Vol. 2
Hissard M. J.,
1988, L'Harmattan, 470 p.
ISBN : 2-7384-0181-3

Relaxation : ACTUALITE et INNOVATION/ 2e Colloque international
de relaxation, juin 1994, CNIT Paris-La Défense, organisée par l'Intergroupe de formation et d'étude en relaxation.
sous la dir. de Jean Marvaud
Le Bouscat : l'Esprit du temps, 1995
2 vol. (310, 313 p.)

THOURAILLE Gérard
Relaxation et présence humaine : autour d'une expérience intime
L'Harmattan, 2004, 234 p.
ISBN 2-7475-6141-0

«Revue française de Relaxation psychothérapique» Nos 10 à 20
L'Esprit du temps, Le Bouscat 1993-1998

La femme blessée. Essai sur les mutilations sexuelles féminines
Michel Erlich
L'Harmattan, 04-2000, 321p

L'administration de la S.F.R.P. a été renouvelée le 23 Mars 2019 :

Le Dr Arnaud Delage assure la présidence, à la suite du
Dr Christophe Peugnet ; la vice-présidence est vacante.

La trésorière, le Dr Catherine Mousnier,
le secrétaire général, le Pr Philippe Nubukpo,

et les secrétaires adjointes,

l'industrieuse Madame Marie Warnery,

et Madame Aurore Juillard,
organisatrice des deux derniers colloques,

ont passé le flambeau :

à Madame Sophie Lamauve,
Madame Annie Thomasson,
et Madame Claire Musitelli.

Le conseil d'administration rassemble le Dr Arnaud Delage, Mme Françoise
Etienne-Depecker, Mme Aurore Dampenon-Juillard, Mme Sophie Lamauve,
Mme Annie Thomasson, le Dr Catherine Mousnier, le Dr Christophe Peugnet,
Mr Willem Van Lynden, Mme Marie Warnery.

www.relaxationpsychotherapique.com

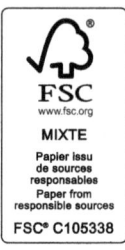

FSC
www.fsc.org
MIXTE
Papier issu
de sources
responsables
Paper from
responsible sources
FSC® C105338

Édition :
BoD – Books on Demand,
12/14 rond-point des Champs-Élysées, 75008
Paris.

Impression :
BoD - Books on Demand,
Norderstedt, Allemagne

Dépôt légal : Mars 2019
(2° édition)